AF332609

LA

FIÈVRE PUERPÉRALE

CHEZ LA FEMME,

LE FOETUS, ET LE NOUVEAU-NÉ;

Par le Dr PAUL LORAIN,

ex-Interne Lauréat des Hôpitaux de Paris,
Lauréat de la Faculté de Médecine,
Membre de la Société de Biologie et de la Société Anatomique.

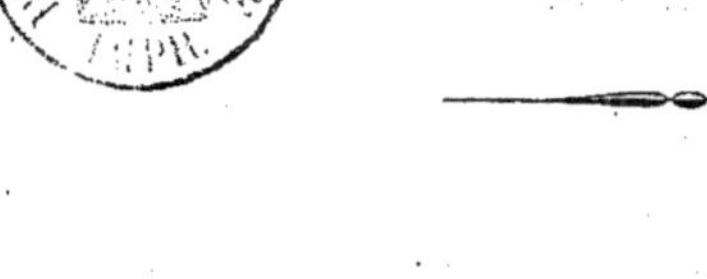

PARIS.

CHEZ J.-B. BAILLIÈRE,

LIBRAIRE DE L'ACADÉMIE IMPÉRIALE DE MÉDECINE,

RUE HAUTEFEUILLE, 19.

A LONDRES, CHEZ H. BAILLIÈRE, 219, REGENT-STREET.
A NEW-YORK, CHEZ H. BAILLIÈRE, 290, BROADWAY.
A MADRID, CHEZ C. BAILLY-BAILLIÈRE, CALLE DEL PRINCIPE, 11.

1855

RIGNOUX, IMPRIMEUR DE LA FACULTÉ DE MÉDECINE,
rue Monsieur-le-Prince, 31.

A M. NÉLATON.

INTRODUCTION.

Trente-sept mille neuf cent un (37,901) enfants sont nés morts en France dans l'année 1852.

Deux mille quatre cent vingt-quatre (2,424) enfants sont nés morts à Paris seulement en 1853. Pendant la même année (1853), il est né à Paris trente-quatre mille quarante-neuf (34,049) enfants, dont le dixième (3,048) sont morts dans les trois premiers mois qui ont suivi leur naissance.

(*Annuaire du Bureau des longitudes.*)

Lorsqu'on lit ces chiffres, on se demande quelles sont les causes de mort pour l'enfant qui n'est pas encore né et pour celui qui vient de naître. Les recueils de statistique sont muets à cet égard; il n'y a point de livre tenu par le gouvernement, où cette question soit traitée. Il semble que les livres de médecine doivent nous apprendre ce que nous cherchons? Il n'en est rien.

Placé en qualité d'interne à la Maternité de Paris en 1853, je résolus de rechercher quelles seraient les causes de mort pour les fœtus et pour les enfants nouveau-nés qui se présenteraient à mon observation.

Deux mille cinq cent soixante-sept (2,567) accouchements m'ont donné les résultats suivants :

Cent seize (116) enfants mort-nés ;

Deux cent cinquante-six (256) enfants nés vivants et morts dans les premiers jours qui ont suivi la naissance.

Je ne pouvais négliger d'observer en même temps les mères de ces enfants : cent cinquante-deux (152) succombèrent peu de temps après l'accouchement.

Soit : 116 mort-nés :

256 enfants morts peu de temps après l'accouchement ;

152 femmes mortes ;

C'est-à-dire, un fœtus mort-né sur 25 accouchements ($\frac{1}{25}$) ;

un enfant mort sur 10 ($\frac{1}{10}$) ;

une femme morte sur 18 ($\frac{1}{18}$).

De tous ces corps, il n'en est qu'un très-petit nombre dont je n'aie pas fait l'autopsie. Je me suis attaché principalement à ce qui est le moins connu, c'est-à-dire aux maladies du fœtus et à celles du nouveau-né. Une faible partie des travaux que j'ai entrepris à cette occasion se trouvent consignés ici. Je ne me dissimule pas que j'ai, chemin faisant, soulevé plus de questions que je n'en pouvais résoudre.

Si je disais que les causes de la mort des fœtus et des enfants nouveau-nés sont mal connues, je provoquerais sans doute de justes susceptibilités. Il n'est pas un auteur, ayant écrit sur les maladies de la première enfance, qui ne fût presque dans son droit en se déclarant responsable de l'état de la science sur ce point. Aussi me contenterai-je de dire que l'on connaît sans doute très-bien les maladies qu'on décrit, mais qu'il est des maladies qu'on n'a pas encore décrites. La science ne se fait pas en un jour ; les occasions d'étude sont rares, et n'échoient qu'à un petit nombre d'hommes, qui ne sont pas toujours en mesure ou en goût d'en profiter. On ne peut bien étudier les maladies des nouveau-nés que dans les établissements hospitaliers, où ils sont accumulés en grand nombre et dans les conditions malheureusement les plus favorables au développement des maladies. Dans ces établissements, il est souvent facile de suivre l'enfant depuis sa naissance jusqu'à sa mort, et, pendant cette courte vie, de l'observer heure par heure. S'il n'a pas paru jusqu'ici plus de monographies sur les maladies de la première enfance, il faut chercher la cause de cette lacune moins dans l'insuffisance des moyens d'observation que dans une sorte de fatalisme accepté et pratiqué généralement. Habitués à exercer leur art non sans quel-

que succès sur les adultes, beaucoup de médecins sont découragés
par ces maladies des enfants nouveau-nés, contre lesquelles viennent échouer les moyens thérapeutiques ordinaires. Ils sont bien
vite détournés d'une étude qui offre si peu de satisfaction à leur
légitime amour-propre. Voilà une des raisons qui font que les maladies des enfants nouveau-nés seront encore pendant longtemps
une mine féconde à exploiter. J'expliquerai plus loin ce qu'il faut
entendre par enfants nouveau-nés ; mais je dois dire, par anticipa-
tion, que cette période de la vie est courte et ne dépasse guère le
premier mois.

Les causes de mort du fœtus ont encore moins occupé les médecins. Ce sujet n'a guère été étudié qu'au point de vue obstétrical et
tératologique. Les accoucheurs ont décrit les causes d'avortement,
d'accouchement prématuré, de dystocie, et le fœtus a excité moins
de préoccupations que la mère; cela était naturel. Le fœtus a souvent été considéré comme un obstacle, comme un corps étranger
qu'il fallait extraire; mais la vie propre du fœtus, son individualité,
ses maladies, ont été peu étudiées. Le côté mécanique, chirurgical, a
prédominé dans les études d'obstétrique; le côté médical a été moins
avancé.

Il n'y a guère d'étude plus intéressante que celle qui nous mène à
découvrir les causes qui s'opposent à la reproduction des êtres. Ces
causes sont-elles naturelles, fatales? pouvons-nous nous y soustraire?
Faut-il accepter l'effrayante mortalité représentée par les chiffres
cités en tête de ce chapitre, comme le résultat nécessaire d'une vo-
lonté providentielle? Ne vaut-il pas mieux chercher à faire la part
des causes de mort naturelles et fatales, et la part de l'incurie humaine?

Un grand nombre de causes s'opposent à la reproduction des
êtres organisés, végétaux et animaux; les unes sont permanentes,
les autres sont accidentelles, d'autres sont artificielles. Le nombre
de ces causes et leur puissance semblent en raison inverse du rang

occupé par les êtres ; aussi sont-elles incomparablement plus multi-
pliées pour les végétaux que pour les animaux et décroissent-elles
à mesure qu'on s'élève vers l'homme.

Les végétaux produisent mille fois plus de fleurs et de fruits qu'il
n'en faut pour la reproduction de leur espèce ; mais les accidents at-
mosphériques et terrestres, les besoins d'alimentation des animaux,
font disparaître ces produits, qui n'arrivent point à s'individualiser ;
qu'un seul survive et le but est atteint. Il en est de même des animaux, à un moindre degré. Le frai des poissons sert en grande partie de nourriture aux poissons eux-mêmes ; rejeté à terre, il est desséché par le soleil... Combien d'animaux se nourrissent d'animaux
renfermés dans l'œuf ; combien détruisent les petits naissants ou la
mère ? La vie se nourrit de la vie :

> Quando alid ex alio reficit natura nec ullam
> Rem gigni patitur nisi morte adjutam aliena.

L'homme, qui est la plus puissante cause de destruction des êtres
organisés, n'échappe pas lui-même complétement à cette loi de la
destruction des germes ; mais il semble qu'il en doive être d'autant
plus victime qu'il est plus près de l'état sauvage. Il semble que la
civilisation, le bien-être, la stabilité, soient des conditions de géné-
ration féconde... Et cependant, en 1852, en France, dans le pays
le plus civilisé du monde, 37,901 enfants sont mort-nés, et le
dixième des enfants nés vivants meurt, à Paris, avant l'âge de trois
mois.

Ce serait une curieuse étude que celle des causes qui s'opposent
à la reproduction de l'homme à l'état sauvage et à l'état de civilisation, en passant par les états intermédiaires. On peut dire d'une façon générale que tout conspire contre la reproduction à l'état sauvage, et les obstacles naturels, et l'ignorance des hommes. Que de
mères, que de fœtus, que d'enfants détruits !

Dans l'état de demi-civilisation, à ces causes naturelles de mort
qui décroissent, il en faut ajouter d'un autre ordre ; la raison même

de l'homme le trompe et lui fait faire, sous le prétexte de religion ou de patriotisme, des actes contre nature. Sans parler de l'antique usage de Sparte, ne sait-on pas qu'aujourd'hui même l'Afrique et l'Asie surtout offrent ce triste spectacle de l'homme détruisant une partie de ses enfants par fanatisme! Combien d'enfants ne meurent pas victimes des ablutions froides, des moyens employés pour déprimer le front, des tatouages, etc.?

La dégradation physique de l'espèce, le vice, l'immoralité, l'annihilation du sentiment maternel, sont des causes de stérilité ou de gestation infructueuse qui appartiennent surtout à l'état de civilisation. Ajoutons que l'insalubrité des villes, et surtout l'encombrement, sont des causes de mort pour l'embryon, le fœtus, le nouveau-né, et pour la mère. On peut prendre pour type de toutes ces mauvaises conditions réunies certains hospices d'accouchements. La civilisation a ses causes de mort, et elles sont nombreuses; il importe beaucoup de savoir comment on peut diminuer cette mortalité. Restreindre le rôle du médecin à la connaissance des maladies, c'est l'humilier. Il a droit de connaître et de dénoncer les causes de la mort, dont la maladie est souvent, mais non pas toujours, le moyen. Quelle part faut-il faire à l'incurie humaine dans les causes qui s'opposent à la reproduction de notre espèce? C'est une question que nous indiquerons seulement.

Serait-il juste de dire que la cupidité ait engendré plus de moyens de protéger la parturition des animaux domestiques, qui sont une source de revenus pour leur propriétaire, que la charité chrétienne ou la philanthropie, aidées de la médecine, n'en ont su trouver pour protéger la naissance de l'homme? Non, un tel reproche serait injuste. Les instincts, admirables chez les animaux, les conduisent sûrement à leur destinée; le sentiment maternel les domine à ce point, qu'ils peuvent être comparés à une machine de précision qui fonctionne dans le but indiqué avec une exactitude rigoureuse. L'animal n'a besoin que d'être mis en demeure de fonctionner; il lui faut la nourriture que l'éleveur, intéressé, a hâte de lui fournir;

les instincts font le reste. La vache, la chèvre, la brebis, se déli-
vrent elles-mêmes, coupent et déchirent avec leurs dents le cordon
ombilical de leurs petits ; leur langue les enveloppe, débarrasse
leur peau de l'enduit qu'ils apportent en naissant, leurs narines des
mucosités qui les obstruent ; tous les organes extérieurs sont passés
en revue par la mère, sollicités, excités, et le nouvel être subit et
exerce une attraction d'où résulte le contact de sa bouche avec le
mamelon de sa nourrice : le problème est résolu. Les femelles des
grands animaux domestiques donnent peu de soucis à l'homme ; les
suites de la parturition sont simples, les vices de conformation rares.
L'homme regarde faire l'animal et ne comprend pas. N'admirons
donc pas l'industrie des éleveurs, leur rôle est trop facile.

L'espèce humaine est moins bien partagée. Chez nous, la raison
tue l'instinct, que la science tend à remplacer ; mais les préjugés et
les nécessités sociales retardent la science. Dix mille ans après la
naissance du monde, la femme la plus instruite est moins apte à
prendre soin de sa parturition que le dernier des mammifères ; aussi
l'art des accouchements doit-il tenir une grande place dans la médecine moderne. Il faut savoir quelles causes de mort menacent la
mère, le fœtus et le nouveau-né, quels obstacles peuvent s'opposer à
l'accouchement, quels dangers pour la mère et pour l'enfant commencent au moment où s'accomplit cette grande fonction ? Il faudrait
rechercher aussi quelles causes amènent le dépérissement de l'espèce, la mauvaise conformation des mères, les avortements, les
maladies de toute espèce qui accompagnent ou suivent la grossesse ?
Sans doute le moment n'est pas encore venu où ces questions rece-
vront une solution ; le sujet est vaste et la vie fœtale est à peine
connue. On ne doit considérer la gestation, l'accouchement, la naissance, que comme les périodes d'une fonction complexe dont les
agents sont la mère, le produit de la conception et les organes
transitoires intermédiaires. Il ne faut donc pas étudier seulement le
fœtus ou le nouveau-né, il faut étudier la gestation. A qui imputera-
t-on une maladie du placenta ? Est-ce à la mère ou au fœtus ? Le fœ-

tus peut en mourir ; mais est-ce là une maladie du fœtus ? Les causes
de mort du fœtus peuvent résider en lui-même, dans sa mère, ou
dans les organes intermédiaires. Les causes de mort du fœtus, et
même du nouveau-né, résident souvent dans la mère ; un avortement, un accouchement prématuré, tuent l'embryon ou le nouveau-
né. Étudier les maladies du fœtus seulement, c'est ne voir qu'une
très-petite partie de la question. Au moment de sortir de la vie antérieure, le passage n'est-il pas, pour le fœtus, des plus périlleux, et
ne peut-on pas dire qu'à aucune autre époque de la vie la mort violente n'est plus fréquente qu'au moment de la naissance ? Si l'on veut
étudier les causes de mort du fœtus, il faut oublier ce que l'on sait
des maladies chez l'homme, et regarder cette vie antérieure de la
gestation. Ce n'est pas un homme qu'on étudie ni un enfant : c'est,
à un certain point de vue, un autre animal dans un autre milieu.
Il y a pour le fœtus une vie propre ; il y a pour lui un milieu où il
rencontre des causes de mort ou des maladies ; le traumatisme même
le menace.

La statistique que je donne plus loin montre à quelles causes ap-
proximativement il faut attribuer la mort d'un certain nombre de
fœtus mort-nés. Je n'ai eu que 116 cas à observer, et pourtant, sur
ce petit nombre, combien sont restés inexpliqués pour moi ! Du
moins j'ai la satisfaction d'avoir indiqué une maladie mal connue
du fœtus, et d'en avoir rapporté complétement dix exemples.

J'ai étudié aussi les causes de mort du nouveau-né, et cette tâche
n'était guère plus facile. 256 cas ont été observés par moi, et j'ai
toujours tenté de trouver l'explication de la mort ; j'y ai quelquefois
réussi. Mais j'ai hâte de dire ce qu'il faut (je crois) entendre par
enfant nouveau-né.

L'enfant vient au monde pourvu d'appareils qui ne fonctionne-
ront plus et d'appareils qui n'ont pas encore fonctionné. Il passe
sans transition d'une vie à l'autre, et n'a point, comme d'autres animaux, un temps de repos et de recueillement physique pendant lequel s'opère le changement, la préparation pour la vie nouvelle.

Il est jeté violemment dans un milieu nouveau. Les premiers essais de ses organes, tenus jusque-là en réserve, sont efficaces; du premier coup, il respire, et toutes les autres inspirations dès lors ressembleront à la première. Sa première gorgée de liquide met aussitôt en jeu tous ses organes digestifs; chaque organe répond à l'appel de la vie nouvelle et se montre fidèle au principe qui l'a créé. Mais il ne suffit pas au nouveau-né d'entrer en possession de ces organes, de les essayer, d'en faire jouer tous les ressorts, et de vivre pleinement de la vie nouvelle; il lui faut se débarrasser de ces organes naguère les seuls qui le fissent vivre, aujourd'hui inutiles. Le temps où les nouvelles fonctions s'accomplissent et où disparaissent les organes du passé, c'est la période de transition ou de métamorphose; le cordon ombilical tombe et la cicatrice ombilicale tend à se faire, l'épiderme se fend et tombe, les cheveux se renouvellent, le méconium est expulsé, les artères et la veine ombilicales s'oblitèrent; le canal veineux, le canal artériel, le trou de Botal, se ferment. L'enfant nouveauné est celui chez lequel s'accomplit ce travail de réparation, qui ne dure pas moins d'un mois.

Les causes de mort pour le nouveau-né sont nombreuses. Elles sont de deux ordres : les unes viennent de la mère, l'enfant porte les autres en lui-même.

C'est le plus souvent à la mère, et non au produit de la conception, qu'il faut imputer l'avortement ou l'accouchement très-prématuré. L'enfant ne peut pas vivre en pareil cas; pourquoi chercher quelle maladie l'emportera? Sa naissance est cause de sa mort. C'est à la mère qu'il faut imputer quelquefois les maladies que l'enfant apporte en naissant.

La mauvaise conformation de la mère, une situation vicieuse, sont causes souvent que la naissance ne peut avoir lieu sans une violence dangereuse... Blessé, meurtri, trop longtemps comprimé, l'enfant vient au monde, vit quelques instants de la vie nouvelle, et s'éteint.

De son côté, le fœtus peut naître avec des maladies contractées pendant la vie intra-utérine et qu'on ne peut imputer à sa mère.

A mesure qu'il s'éloigne du moment de la naissance, apparaissent et se développent en foule les causes de mort...

L'amour maternel peut faire défaut;

L'alimentation peut être insuffisante;

Le milieu trop froid, trop chaud, insalubre, agit puissamment sur lui.

La lutte entre les organes du passé et ceux du présent peut causer la mort du nouveau-né; il peut mourir *des suites de naissance*, comme la mère meurt *des suites de couches*. Il y a des maladies de la gestation et des maladies de la vie de transition ou de l'enfant nouveau-né. Le but de ce mémoire est de faire connaître quelques-unes de ces maladies.

STATISTIQUE.

On a abusé de la statistique; ce genre a malheureusement été exploité au grand détriment de la science, et les répugnances qu'ont excitées des travaux superficiels et des résultats erronés ont été si loin qu'on en est venu, fort injustement, à nier la statistique. Aussi n'est-ce pas sans une certaine crainte que je présente les résultats numériques suivants; je suis cependant rassuré en pensant que tout les faits sur lesquels je m'appuie ont été observés directement par moi et extraits de cahiers où sont consignées jour par jour mes observations pendant toute une année.

Sur 116 enfants inscrits comme mort-nés, 10 ont vécu quelques instants après la naissance, ce qui réduit à 106 le chiffre primitif.

Sur ces 106 mort-nés :

15 avaient subi des opérations obstétricales (céphalotripsie, version, application de forceps);

5 étaient morts pendant l'accouchement (par suite de différents accidents, tels que le prolapsus du cordon ombilical, etc.);

2 étaient nés morts, ayant du pemphigus;

10 avaient succombé à la péritonite avant la naissance (voir les observations).

On voit déjà par ces chiffres que, sur 106 enfants mort-nés, 32 au moins ont succombé par le traumatisme de l'accouchement et par des maladies. Ces 32 fœtus appartenaient presque tous à une période avancée de la gestation. Si l'on ajoute à ce nombre 3 ou 4 enfants monstrueux, chez lesquels la vie nouvelle n'a pas pu s'établir, on verra que sur 106 enfants mort-nés, il y en a 35 ou 36, soit un tiers ($^1/_3$), dont la mort est expliquée.

Parmi les autres, le plus grand nombre étaient des produits d'avortement à cinq ou six mois. 9 étaient jumeaux, nés de beaucoup avant le terme normal et n'ont pu respirer; leur mort doit être attribuée à la grossesse gémellaire elle-même.

Restent les morts qu'on pourrait attribuer à un état morbide de la mère ou du placenta. Nul doute que la faiblesse, la misère, les maladies, la fatigue, des accidents de différente sorte, doivent tenir une grande place parmi les causes d'avortement et de mort du fœtus. Les cadavres d'un grand nombre de fœtus mort-nés ne présentaient aucune trace d'altération, aucune lésion; dans l'immense majorité des cas, les placentas étaient sains. Aussi nous a-t-il paru logique d'imputer aux mères la mort de ces fœtus. Malheureusement il ne nous a été donné que rarement d'examiner les femmes qui avaient mis ces fœtus au monde. Si incomplets que soient ces résultats, nous avons cru qu'ils ne seraient pas dénués de tout intérêt.

Enfants nouveau-nés.

256 (deux cent cinquante-six) enfants sont morts, les uns quelques heures, d'autres quelques jours après la naissance; sur ces 256 enfants, 63 étaient nés prématurément et n'étaient pas viables (ils pesaient moins de 2,000 grammes); par conséquent, quelle qu'ait été leur manière de mourir, il ne faut pas chercher en eux-mêmes la cause de leur mort. Il y avait eu avortement, et cet avor-

tement était le résultat d'un état anormal ou morbide de la mère, ou d'une lésion du placenta, etc. Sur ces 63 enfants, nous n'avons trouvé de lésion antérieure à la naissance qu'une seule fois (pemphigus).

Restent 193 enfants nés viables, sur lesquels 40 (quarante) ont succombé à la péritonite simple ou compliquée d'érysipèle, de méningite, d'abcès multiples, etc.

Une dizaine (10) environ ont succombé à une maladie que je ne saurais comparer qu'à l'infection putride.

Plusieurs ont succombé à des érysipèles, à des ophthalmies.

Ce que je tiens à faire remarquer, c'est que sur 193 enfants viables, qui sont morts peu de temps après la naissance, 50 ont succombé à des maladies qui sont précisément celles auxquelles succombent les femmes en couches. Parmi ces maladies, la péritonite précède même la naissance, puisque nous l'avons trouvée dix fois sur des fœtus mort-nés.

A quelles maladies ont succombé les 152 femmes mères dont la mort a suivi de près l'accouchement?

142 (cent quarante-deux) ont succombé à la péritonite avec ou sans complications;

1 à la gangrène d'un membre,

1 à la méningite,

3 à l'infection purulente,

3 à des attaques d'éclampsie,

1 à la fièvre typhoïde,

1 à la pneumonie.

Il nous a paru utile de ne point séparer ce qui doit être uni, c'est-à-dire l'enfant et la mère, et cette préoccupation nous a amené à la découverte suivante:

Sur 30 enfants nouveau-nés, morts de péritonite simple ou compliquée, 10 fois la mère et l'enfant ont succombé à la même maladie; 5 autres femmes, dont les enfants sont morts de péritonite, ont eu elles-mêmes des accidents puerpéraux et se sont rétablies.

Sur 10 fœtus morts de péritonite, 3 fois la mère a succombé après l'accouchement à la fièvre puerpérale.

Ainsi il y a dans la gestation et dans la parturition une cause de mort inhérente à ces fonctions, c'est la fièvre puerpérale. Cette cause agit sur la mère, sur le fœtus, et sur le nouveau-né.

PROPOSITIONS.

1° Quelques-uns des états morbides désignés sous le nom de fièvre puerpérale et que l'on pensait jusqu'ici n'appartenir qu'aux femmes en couches, aux femmes grosses ou en état de menstruation, se produisent également chez les fœtus et chez les enfants nouveau-nés.

2° Ces états morbides sont caractérisés chez les enfants nouveau-nés par :

La péritonite (le plus souvent),

Les abcès multiples ou l'infection purulente,

Les érysipèles et les phlegmons,

La gangrène des membres,

L'infection putride ou tout au moins un état septicémique remarquable.

3° Jusqu'ici la seule manifestation de cette affection observée chez les fœtus a été la péritonite.

4° La fièvre puerpérale est souvent commune à la mère et à l'enfant nouveau-né. En ce cas, il se peut que le siége et la forme de l'affection ne soient pas les mêmes chez la mère et chez l'enfant; par exemple, l'enfant succombe parfois à la péritonite, tandis que la mère est atteinte d'infection purulente, et réciproquement.

Sur 30 cas de fièvre puerpérale observés chez les nouveau-nés, 10 fois les mères ont succombé à la même maladie ; 5 fois des mères atteintes d'accidents puerpéraux se sont rétablies. De là nous pouvons conclure que la mère est menacée quand l'enfant est atteint, et réciproquement.

5° La maladie débute souvent en même temps chez la mère et chez l'enfant nouveau-né; elle s'est montrée surtout dans les trois premiers jours qui ont suivi l'accouchement.

6° Tous les enfants chez lesquels nous avons observé cette maladie étaient nés viables.

7° Nous avons observé 10 fois la péritonite chez le fœtus; 3 fois la mère a succombé après l'accouchement, 2 fois à la péritonite, 1 fois à l'infection putride; donc la même influence étant supposée agir sur le fœtus et sur la mère, elle se traduit chez le fœtus par la péritonite et elle peut se traduire chez la mère par d'autres maladies.

8° Nous n'avons pas observé la péritonite sur des fœtus âgés de moins de sept mois; ce qui semble indiquer que la maladie ne sévit que dans les derniers mois de la gestation.

Le fœtus paraît être toujours atteint le premier, puisque la maladie ne s'est déclarée (dans les faits que nous connaissons) qu'après l'accouchement. Or le fœtus était déjà mort dans l'amnios depuis plusieurs jours, dans la plupart des cas que nous relatons.

9° La femme qui met au monde un fœtus mort-né, lequel a succombé à une péritonite, peut ne présenter elle-même aucun symptôme morbide ni avant ni après son accouchement; cependant il y a lieu de penser qu'une femme qui a mis au monde un fœtus semblable est menacée elle-même de la fièvre puerpérale. Ce fait a, en pratique, une très-grande importance; aussi devra-t-on toujours faire l'autopsie d'un fœtus mort-né.

10° La péritonite du fœtus ne doit point être imputée au séjour de la mère dans un foyer d'épidémie; car, sept fois sur dix ($^7/_{10}$), les femmes qui ont mis au monde ces fœtus venaient du dehors et n'avaient séjourné à l'hospice que quelques heures avant d'accoucher. (Or les fœtus étaient macérés.)

11° La péritonite chez le nouveau-né entraîne toujours la mort (40 observations, 40 morts).

12° Le traitement est nul. L'hygiène prescrit dans les hôpitaux des réformes administratives, qui seules peuvent diminuer la mortalité.

DE LA

FIÈVRE PUERPÉRALE

CHEZ LA FEMME,

LE FOETUS, ET LE NOUVEAU-NÉ.

HISTORIQUE.

Dans les livres le plus récemment publiés en France sur les maladies des enfants nouveau-nés, on trouve des chapitres consacrés à la péritonite et à l'érysipèle ; çà et là sont disséminés quelques mots qui se rapportent à notre sujet, nulle part on ne trouve de vue d'ensemble sur la maladie dont nous traitons. Cependant M. Trousseau avait, en étudiant l'érysipèle et l'ophthalmie épidémiques des enfants nouveau-nés, il y a une dizaine d'années, dénoncé l'influence de la fièvre puerpérale épidémique sur la production de ces maladies. Dans un mémoire publié dans les *Archives générales de médecine*, M. Trousseau exprimait cette idée clairement, en même temps qu'il rapportait des observations d'érysipèle avec péritonite, phlegmons, etc. Dans une de ses observations, il est dit que la mère d'un enfant atteint d'érysipèle et de péritonite avait été malade à la suite de son accouchement. Des faits semblables avaient été vus déjà par Underwood, qui avait remarqué que les épidémies d'érysipèles *neonatorum* allaient de pair avec les épidémies de fièvre puerpérale, et qui avait observé aussi quelquefois la péritonite chez les enfants nouveau-nés.

Le mémoire de M. Trousseau ne devait point passer inaperçu, nous l'avons retrouvé dans le livre de M. Bouchut (*Maladies des enfants nouveau-nés*, 1852); à l'article *Érysipèle* de ce livre, on lit: « Ainsi l'érysipèle n'est jamais plus fréquent que dans le cours des « épidémies de fièvre puerpérale.... C'est à cette influence épidé- « mique qu'il faut rapporter la gravité de la maladie. » Plus loin : « Toutefois la mort n'est pas constamment le fait de l'érysipèle « simple: elle est également le résultat de la *suppuration* et de la « *gangrène* de la peau qui viennent compliquer cette maladie, sur- « tout chez les nouveau-nés. *On trouve presque toujours alors une* « *péritonite plus ou moins étendue, et quelquefois, d'après M. Rayer,* « *une inflammation de la veine ombilicale.* »

A l'article *Anatomie pathologique*, l'auteur cite un fait observé par lui-même :

« On trouve quelquefois du pus infiltré dans les mailles du tissu « cellulaire, mais sans réunion par foyer. Nous avons trouvé cette « altération chez un enfant de trois semaines, qui succomba après « quinze jours de maladie. Cette infiltration existait dans le tissu « cellulaire de la paroi abdominale antérieure et dans le tissu cellu- « laire du cuir chevelu. Le même enfant avait en outre, dans le « *péritoine*, une assez grande quantité de sérosité purulente, et sur « les viscères, des fausses membranes albumineuses, très-minces et « très-faciles à détacher. »

Il n'est pas question de la mère, et l'idée d'une maladie commune à la mère et à l'enfant n'est formulée nulle part.

L'article *Péritonite* du même livre est très-court et n'occupe que cinq pages dans un ouvrage de 900 pages; cette brièveté témoigne du peu d'importance que semble avoir cette maladie aux yeux de l'auteur très-distingué du livre que nous citons. Il côtoie un instant l'idée à laquelle nous nous sommes arrêté : « L'apparition « de la péritonite *coïncide* souvent avec l'existence des épidémies de

« fièvre puerpérale. » Mais pour l'auteur, « *le plus ordinairement*, la
« péritonite est *secondaire* et résulte de l'érysipèle des nouveau-nés,
« de la phlébite ombilicale qui succède à la ligature du cordon, de
« l'obstacle au cours des matières de l'intestin par la constipation,
« l'imperforation de l'anus, l'invagination intestinale ou l'inflamma-
« tion d'un sac herniaire, de la rupture de la vessie, de la dé-
« chirure du foie, de la perforation de l'estomac, de l'eczéma géné-
« ralisé, etc. »

Je ne citerai pas tous les auteurs (peu nombreux du reste) qui
ont parlé de la péritonite des nouveau-nés ; mais, comme j'ai trouvé
cités partout les noms de Dugès et Billard, je ne puis les omettre.

Voici ce que dit Dugès (thèse inaug., 1821, p. 32) : « La péritonite
« attaque assez souvent les nouveau-nés. Nous n'avons pas remarqué
« qu'elle saisît de préférence ceux dont la mère est atteinte de cette
« maladie pendant ses couches, et la plupart des enfants qui en ont
« été malades n'étaient point nourris par elle : on ne supposera donc
« pas de communication d'hérédité ou de contagion dans cette af-
« faire. »

Il semble que l'auteur ait à cœur de bien montrer qu'il n'a pas
compris le véritable caractère de la maladie.

Quant à Billard, il est entièrement de l'avis de M. Dugès en ce
qu'il n'y a aucun rapport entre la péritonite des enfants et celles
des mères. Si l'on veut lire ces deux auteurs, on se convaincra facilement qu'ils avaient peu étudié cette maladie, et qu'ils dogmatisaient
prématurément. Voici le commencement du chapitre de la péritonite dans Billard :

« L'*inflammation* du péritoine est plus commune qu'on ne le pense
« chez les enfants naissants, et non-seulement elle se développe après
« la naissance, *sous l'influence des causes excitantes* (?) auxquelles sont
« soumis les enfants, mais encore elle peut avoir lieu pendant le sé-
« jour de l'enfant dans l'utérus, ainsi que j'en rapporterai des exem-
« ples, etc. »

Je dois noter que M. Bouchut cite un mémoire de M. Thore sur la péritonite des nouveau-nés.

MM. Moreau, P. Dubois, Danyau, ont observé que les épidémies de fièvre puerpérale sévissant sur les femmes de la Maternité coïncidaient avec une plus grande mortalité chez les enfants nouveau-nés. (MM. Moreau, Danyau, Gérardin, qui m'ont encouragé à persévérer dans mes recherches, permettront que je les en remercie.)

MM. Rilliet et Barthez se rangent à l'opinion de M. Trousseau, relativement à l'érysipèle.

On voit donc combien ces faits sont fréquents, puisqu'ils ont frappé tant d'observateurs; mais nulle part il n'est dit que la maladie de la mère et celle de l'enfant nouveau-né soient identiques; encore moins est-il question, dans ce sens, de la péritonite du fœtus.

Quoi qu'il en soit, il reste acquis que ce n'est pas un heureux hasard qui a réuni tout à coup entre mes mains les nombreux faits que j'ai observés directement, et que ce qui a manqué aux auteurs en général, ce ne sont pas les faits; bien mieux, *on décrit encore aujourd'hui, comme rhumatisme* des enfants nouveau-nés, des épanchements purulents dans les articulations, que je revendique comme appartenant *de droit à la fièvre puerpérale.* C'est un tort commun à tous les classiques d'avoir décrit les maladies des nouveau-nés avant d'avoir défini le nouveau-né.

Au point de vue pathologique, observer les enfants nouveau-nés seuls, individuellement, sans tenir compte de leur âge précis, de l'état de leur mère, du milieu où ils vivent, c'est faire une abstraction contre nature; cette abstraction est cause que l'on a pu méconnaître jusqu'ici que la fièvre puerpérale était commune à la mère et a l'enfant.

En résumé, plusieurs auteurs ont signalé quelques-uns des faits que nous avons pris pour sujet de ce travail; mais M. Trousseau a été plus loin, il a reconnu l'influence de la fièvre puerpérale dans l'érysipèle des nouveau-nés.

On ne devra point s'étonner que tel auteur ait vu seulement

des érysipèles, tel autre des gangrènes, tel autre des abcès, d'autres des péritonites, si l'on songe que, 1° chaque épidémie a sa manière d'être particulière; 2° que nul auteur n'a eu l'idée de grouper dans une seule catégorie les faits que je rassemble, avec la pensée qu'ils appartiennent au même ordre.

Je n'ai pas la prétention d'avoir inventé la péritonite, ni l'érysipèle, ni la méningite, ni les abcès multiples des nouveau-nés, et je fais par avance l'abandon de la priorité à tout auteur à qui il plairait de la revendiquer.

Quant à la péritonite du fœtus *in utero*, Dugès et Billard n'ont vu que très-peu de faits de ce genre, et le véritable caractère de cette maladie a complétement échappé à leur perspicacité. Un illustre accoucheur écossais, le D' Simpson, a rapporté, il y a peu d'années, dans le *Medical and surgical journal*, une vingtaine de cas de péritonite du fœtus *in utero*, dont une dizaine ont été observés par lui et par le D' Allan. Le mémoire où sont consignés ces faits a eu un grand retentissement, et je ne pouvais le passer sous silence. Je n'ai point à faire la critique de ce mémoire, dû à un homme auquel ses belles découvertes assurent la sympathie de tout le corps médical; j'avoue cependant avoir éprouvé un peu de désappointement en reconnaissant que les faits sur lesquels il s'appuie ont été recueillis à la hâte.

Une observation brève est préférable à une longue observation, mais à la condition qu'elle est complète; or les observations du D' Simpson sont si courtes, si peu concluantes, il est tellement fait abstraction des suites de couches de la mère, qu'aucune de ces observations n'a pu prendre place ici. Le début du mémoire de M. Simpson annonce des idées bien arrêtées sur la fréquence de la péritonite du fœtus : « . . . . Namely « peritonitis forms a common variety of fœtal disease and pro- « bably constitues one of the more frequent causes of death of « the fœtus during the latter months of pregnancy. »

L'auteur paraît avoir surtout été préoccupé de l'idée que la péritonite fœtale avait une origine syphilitique, et les mères examinées aussitôt après l'accouchement ont été presque toujours interrogées dans ce sens; l'auteur conclut que *la péritonite du fœtus reconnaît généralement pour cause une affection syphilitique de la mère.* Nous n'avons rien vu de semblable; et peut-être, en lisant les observations du Dr Simpson, se convaincra-t-on qu'elles sont peu concluantes. Quelle que soit, du reste, l'opinion à laquelle on se rattache, on ne saurait trop louer un travail qui a attiré l'attention sur une maladie encore mal connue.

J'avouerai (et peut-être s'en apercevra-t-on) que j'ai lu quelques-uns des travaux que je viens de citer longtemps après avoir pris toutes mes observations; on ne devra donc pas être étonné de trouver dans ce mémoire quelques aperçus personnels que j'avais émis librement et en toute sûreté de conscience, avant de savoir que je pourrais me trouver en contradiction avec d'illustres auteurs. Je serais mal venu à me plaindre de ce que les auteurs anciens et modernes n'ont pas épuisé le sujet que j'entreprends de traiter, et cependant je ne saurais m'empêcher d'exprimer le regret que tant de faits précieux aient passé inaperçus ou inédits. C'est cette disette de faits qui m'a contraint, pour ainsi dire, à accumuler dans ce travail plus d'observations qu'un lecteur, même très-zélé, n'en voudrait lire; mais j'ai pensé que, pour les choses nouvelles, la surabondance de preuves ne pouvait nuire, et je considère les observations que je publie non assurément comme des modèles à suivre, mais comme des pièces à l'appui de la thèse que je soutiens; peut-être d'ailleurs la quantité de ces faits me fera-t-elle pardonner la qualité inférieure du travail.

On pourrait penser que mon séjour à la Maternité a coïncidé avec une épidémie rare; je ne le pense pas. J'ai vu cette maladie ailleurs qu'à la Maternité et dans des services où elle passe inaperçue, je ne publie pas des faits qui ne m'appartiendraient pas; mais j'ai su, d'autre part, que des faits de même nature avaient été observés dans différents hôpitaux de Paris, et à une autre date que celle où j'observais. Ainsi je dois à mon ami M. Tarnier, qui était interne à l'hôpital Beaujon, dans le service de mon excellent maître M. Béhier, la petite note suivante :

« Pendant l'année 1854, j'ai été surpris une première fois de « trouver une péritonite bien évidente avec épanchement purulent « dans la cavité du péritoine, en faisant l'autopsie d'un enfant nou- « veau-né ; il ne me souvient pas si la mère était malade. Une quinzaine « de jours après cette première autopsie, j'en fis une seconde, et je « trouvai encore les lésions évidentes de la péritonite chez un enfant « encore nouveau-né. Je fus frappé de ces deux faits. »

Si l'on veut observer cette maladie, c'est dans les services d'accouchements qu'il la faut chercher, parce qu'elle se développe dans les premiers jours qui suivent la naissance. Depuis la mesure administrative qui proscrit le transport immédiat des nouveau-nés à l'hospice des Enfants Trouvés, on ne doit point observer cette maladie dans cet hospice. Nous pensons que ces renseignements seront de quelque utilité aux personnes qui voudraient étudier la maladie en question.

La fièvre puerpérale.

Il est une maladie à laquelle succombent tous les ans, dans les grands centres de population, un nombre considérable de femmes en couches ; elle sévit surtout dans les maternités, cependant on en rencontre des exemples isolés dans la pratique de la ville. Cette maladie, endémique à la Maternité et à l'hôpital des Cliniques de Paris, a contraint plus d'une fois les administrateurs de ces hôpitaux à faire évacuer, pendant plusieurs semaines, les salles destinées aux femmes en couches ; il n'y a guère d'année qui ne s'écoule sans qu'on ait été obligé de recourir à une semblable mesure. On a discuté beaucoup sur la nature de cette maladie, mais on a peu appris à la guérir. Des nécessités sociales s'opposent sans doute à ce que l'on ait recours à la seule mesure qui pût prévenir de pareils malheurs, et je prends à témoins les médecins, mes maîtres, qui depuis vingt ou trente ans voient succomber chaque année tant de jeunes femmes qui auraient dû vivre, du peu de succès de la médecine appliquée à la guérison de la fièvre puerpérale dans les hôpitaux. Péritonite, méningite, épanchements pleurétiques, érysipèles, gangrènes, phlébites, infection purulente, infection putride : telle est en abrégé, la liste des lésions qu'on peut observer en pareil cas. La fièvre puerpérale est essentiellement épidémique ; la péritonite en est la manifestation la plus habituelle, à ce point que, pour beaucoup de médecins, péritonite et fièvre puerpérale sont deux expressions presque synonymes. Chaque épidémie à son génie propre, auquel répond spécialement quelqu'une des lésions que nous avons indiquées ; néanmoins on les peut toutes observer dans le cours d'une même épidémie.

Dans ces maladies, en apparence dissemblables, si l'on en jugeait par la diversité des lésions qui les caractérisent, les accoucheurs des temps modernes ont vu non pas autant de maladies différentes, mais des formes, des manifestations variées d'une même influence morbide ; il fallait un nom pour désigner cette influence, celui de *puerpéral* a prévalu. Si l'on se range à cette opinion, on ne discutera plus pour savoir si la péritonite procède de la métrite, si l'infection purulente a nécessairement pour point de départ une phlébite utérine, si les épanchements purulents des cavités séreuses naissent d'un état franchement inflammatoire... On constate simplement que la grossesse, l'accouchement, l'état de menstruation, exposent les femmes à un état fébrile très-grave, accompagné de quelqu'une des lésions citées plus haut.

On a fait à cette manière de voir de nombreux reproches : on a dit que l'expression de fièvre puerpérale dispensait de chercher la nature des maladies en question, que c'était un mot vague, indéterminé, à l'aide duquel on voulait entretenir une obscurité chère au quiétisme médical ; et d'abord on a nié qu'il y eût rien de spéci-

fique dans l'état puerpéral et dans les maladies qu'engendre cet état.
Comme ces maladies sont surtout observées dans les hôpitaux et
très-généralement à la suite de l'accouchement, on a dit qu'elles
étaient les mêmes que celles qui sont observées dans les services de
chirurgie des deux sexes, que les femmes étaient en effet dans un
état de *traumatisme*, que l'utérus était alors une plaie...

Quoi qu'il en soit, en me servant de cette expression *fièvre
puerpérale*, je suis sûr d'être compris de tout le monde.

Je ne doute pas cependant que le titre de ce mémoire ne m'attire
des critiques en apparence bien fondées; il semble qu'on ne doive
point chercher la fièvre puerpérale ailleurs que chez les femmes,
puisque elles seules peuvent se trouver dans les conditions qu'on
est convenu d'appeler *état puerpéral*, «et cependant les enfants
«nouveau-nés et les fœtus sont aussi atteints de la fièvre puerpérale.»
Telle sera ma réponse. J'aurais pu éviter facilement ce contre-sens,
si je m'étais contenté de prendre pour titre : *Observations de
péritonite, méningite*, etc., *chez les nouveau-nés et les fœtus;* mais
c'eût été enlever à ce mémoire son véritable caractère. Que la péritonite existe chez les enfants nouveau-nés, c'est ce que tout le
monde peut dire *a priori;* pourquoi en seraient-ils exempts? Les
auteurs classiques ont réservé un cadre à cette maladie, et le cadre
a été rempli. J'ai pensé qu'il y aurait un médiocre mérite à *enre-
gistrer* des observations d'ailleurs curieuses; j'ai essayé de comprendre la nature, la raison d'être des maladies que j'avais observées, et j'ai osé mettre toute l'*idée du livre* dans le titre.

Ou la fièvre puerpérale doit perdre son nom, ou bien il faut nécessairement appeler du même nom la maladie que je décris chez le
fœtus et le nouveau-né, car *c'est la même maladie.*

La gestation et l'accouchement sont des fonctions qui ne peuvent
pas être considérées chez la femme elle-même, elle seule, indépendamment du produit de la conception. La fièvre puerpérale est non
pas une maladie de *la femme en couches*, mais une maladie de la
gestation, c'est-à-dire de la mère et de l'enfant. Dire que la maladie

est différente chez la femme et chez l'enfant, parce que chez la femme seule elle procède de l'utérus, c'est *ne rien dire*, à moins qu'on ne soit en mesure de soutenir que l'utérus a quelque chose de spécifique, αγνωστον τι.

Je pense donc *démontrer* que la fièvre puerpérale atteint les enfants nouveau-nés et les fœtus. Les faits ne m'ont pas manqué, et je transcris ici *tout au long cinquante observations*, toutes recueillies par moi, dans l'espace d'une année, à la Maternité. Je n'ai pas l'espérance que ces observations seront lues depuis la première jusqu'à la dernière; mais le lecteur aurait peut-être quelque profit à lire, sans se rebuter, un grand nombre de ces observations. Voici pourquoi : les faits ayant été décrits d'après nature, tels qu'ils se présentaient, sans qu'aucune idée préconçue, aucun système, me forçât de leur donner une interprétation particulière, il pourrait se faire que le lecteur y découvrît ce que je n'y ai pas aperçu moi-même. Je livre ces faits à la critique, chacun sera libre de les interpréter.

J'aurais pu grouper dans un même chapitre différentes formes de la maladie observées chez les mères et chez les enfants, et décrire du même coup la péritonite, les érysipèles, les pleurésies, les méningites, l'infection purulente, les gangrènes, etc., mais, ayant observé plus particulièrement la péritonite et réuni un très-grand nombre de faits de cette espèce, je décrirai spécialement la péritonite. Cependant on verra que cette péritonite n'est pas toujours seule, et que souvent on trouve, sur le même enfant, péritonite, méningite, érysipèle, phlegmons, ce qui montre que l'affection est générale. Il en est des enfants comme des mères; ils succombent surtout à la péritonite, qui est sans contredit la manifestation la plus ordinaire de la fièvre puerpérale.

Exemple : Sur 152 femmes mortes, en 1853, à la Maternité, 142 ont succombé à la péritonite, avec ou sans complication;

3 ont succombé à des attaques d'éclampsie;

1 a succombé à la fièvre typhoïde;

1 a succombé à la pneumonie ;

3 ont succombé à l'infection purulente ;

1 a succombé à la méningite simple ;

1 a succombé à la gangrène d'un membre.

Parmi celles qui ont succombé à la péritonité, il en est qui ont eu des phlébites, des méningites, des gangrènes, des pleurésies. J'omets toutes celles qui, ayant été malades, se sont rétablies; parmi celles-là, un grand nombre ont présenté des pleurésies ; quelques-unes, des abcès dans les muscles, dans un œil, du pus dans les articulations , etc.

Sur 256 enfants morts après la naissance, en 1853 , à la Maternité :

40 ont succombé à la péritonite simple ou accompagnée d'érysipèle, de phlébite ombilicale, de méningite , etc. ;

12 ou 15 ont succombé à d'autres lésions appartenant également à la fièvre puerpérale , telles que la méningite, la pleurésie, les abcès multiples , la gangrène, etc.

D'autres épidémies ont sans doute offert des lésions d'autre nature en proportion variable. Peut-être , la même épidémie sévissant à la fois sur les mères et sur les enfants, ne faut-il pas s'étonner que la péritonite , qui prédominait alors pour les mères , ait prédominé également pour les enfants.

La péritonite est la seule manifestation de la fièvre puerpérale que j'aie rencontrée chez les fœtus.

Enfant et mère atteints de fièvre puerpérale ne succombent pas toujours l'un et l'autre à la péritonite ; la maladie peut varier de l'un à l'autre. Ainsi la mère peut être atteinte de méningite , l'enfant étant atteint de péritonite ; l'enfant peut succomber à la méningite, tandis que sa mère succombe à l'infection purulente, etc., ce qui montre bien que les manifestations différentes de la maladie ne doivent point faire croire à des influences différentes , mais bien à une même influence, se traduisant de plusieurs manières, suivant les individus. Je dirai aussi que généralement, lorsque les femmes qui ont mis au monde un fœtus mort de péritonite présentent les symptômes de la fièvre puerpérale, c'est la péritonite qu'on observe ; mais c'est quelquefois l'infection purulente, l'infection putride, etc.

La première et la plus grande partie de ce travail sera consacrée à la péritonite avec ou sans complication, chez les nouveau-nés et chez les fœtus : l'observation de la mère sera toujours mise en regard de celle de l'enfant ou du fœtus.

Dans la seconde partie, nous indiquerons plus brièvement quelques-unes des autres variétés de la fièvre puerpérale chez les nouveau-nés, en nous appuyant sur des exemples.

Le plus grand nombre des réflexions qui sont exposées dans la première partie de ce mémoire, à propos de la péritonite, peuvent s'appliquer également aux autres variétés de la fièvre puerpérale, et si les symptômes varient ainsi que le pronostic, il n'en est plus de même du principe morbifique, qui paraît être de même nature dans tous les cas.

PREMIÈRE PARTIE.

DE LA PÉRITONITE.

CONSIDÉRATIONS GÉNÉRALES.

1° Une femme enceinte, parvenue au septième mois ou au huitième mois de sa grossesse, croit s'apercevoir un jour que son enfant ne remue plus ; huit jours après (plus ou moins), elle accouche d'un enfant mort ; ce fœtus est macéré, putréfié (comme on dit). Si l'on néglige ce cadavre, si on dédaigne d'en faire l'autopsie, on perd une belle occasion de s'instruire (généralement on cherche sur un fœtus mort-né, macéré, s'il a du pemphigus, ou bien on se préoccupe de savoir s'il y a des noyaux apoplectiques récents ou anciens du placenta, parce qu'on cherche toujours ce qu'on connaît, ce qui fait que l'inconnu échappe). Cependant la mère est prise de frissons, la fièvre puerpérale se déclare, elle succombe. Autrefois on accusait le fœtus mort d'avoir, par sa putréfaction, engendré la fièvre puerpérale, comme si le fœtus macéré (non putréfié) dans l'amnios pouvait engendrer la fièvre puerpérale ! Aujourd'hui l'on hasarde seulement ce diagnostic dans le cas où, les eaux étant écoulées depuis longtemps, le fœtus a été réellement putréfié ; la cavité utérine communiquant avec l'air extérieur. La mère morte, on en fait l'autopsie, et l'on constate une fois de plus une péritonite (on n'a pas vu que le fœtus lui-même avait succombé à une péritonite *in utero*).

Supposons, au contraire, qu'on ait *vu* que le fœtus et la mère sont morts l'un et l'autre de péritonite, et qu'on ait eu la pensée de rapprocher la mort du fœtus de celle de la mère... on note précieusement cette singulière coïncidence, et ce n'est pas en vain qu'on recherchera ultérieurement de semblables exemples. On aura bientôt réuni dix, vingt exemples semblables.

2° Une femme bien portante met au monde un fœtus à terme vivant; la mère a un frisson après son accouchement, les symptômes de la péritonite se montrent, elle succombe. Cependant son enfant jaunit, a le ventre tendu, vomit un liquide vert; il meurt peu de temps après sa mère. L'autopsie démontre que l'un et l'autre ont succombé à la péritonite. Dix, vingt exemples semblables se reproduisent, et l'on se contenterait de *constater* cette *singulière coïncidence!* Il faut conclure; c'est ce que j'ai fait.

La mère et l'enfant accomplissent en même temps, et l'un par l'autre, une fonction, l'accouchement. Il y a une maladie pour cette fonction, c'est-à-dire pour les instruments de la fonction : l'enfant d'une part, la mère de l'autre. Il s'agit de démontrer que les caractères essentiels de cette maladie existent chez l'un et chez l'autre.

On reconnaît une maladie à ses symptômes et à ses lésions anatomiques; or que trouvons-nous ici pour la péritonite?

Symptômes. Ballonnement du ventre, extrême douleur à la pression, vomissement bilieux, anxiété, fréquence et petitesse du pouls, etc. etc.

Lésions anatomiques. Épanchement de pus et de fausses membranes dans le péritoine, augmentation du volume de la rate, etc. etc.

(Nous renvoyons à nos observations pour montrer les caractères essentiels de la maladie, constatés également et chez les mères et chez les enfants.) Aussi nul ne pourra contester que la péritonite soit identique chez la mère et chez l'enfant.

Ce qu'on pourra nier, c'est que les causes et le génie morbide soient identiques, et que le mot puerpéral puisse être appliqué aux enfants. Je ferai remarquer alors que lorsqu'on a appelé la maladie épidémique des femmes en couches *fièvre puerpérale*, on ignorait que les enfants et les fœtus en pouvaient être atteints; si on avait su cela, peut-être aurait-on choisi un autre mot. On ne se serait pas

hâté non plus d'expliquer la fièvre puerpérale par un état morbide
de l'utérus; on aurait hésité à dérouler cet ingénieux système par
lequel on montre la maladie débutant dans l'utérus malade, dans une
veine, et de là s'irradiant dans toute l'économie. Certes la péritonite
du fœtus dans l'amnios ne saurait s'accommoder de cette théorie;
aussi les partisans exclusifs de cette théorie devront-ils *a priori* nier
l'identité des deux maladies. Quelles raisons peut-on donner contre
cette identité? Nous montrons qu'il n'existe aucune différence dans les
symptômes, aucune dans les lésions anatomiques essentielles (voir les
observations). Ce sera donc dans les conditions très-différentes de
la mère et de l'enfant que consistera l'objection. Je demanderai si
l'on est bien sûr que les conditions de la mère et du fœtus ou du
nouveau-né soient essentiellement différentes?

Au point de vue pathologique, on n'est pas étonné que la mère
ait la variole et que le fœtus ou le nouveau-né en soit atteint aussi;
on trouve très-naturel que la mère ait un érysipèle et que l'enfant
nouveau-né ait aussi un érysipèle; on ne manque pas, lorsqu'un enfant naît avec le pemphigus, de chercher si la mère n'a pas la syphilis, parce qu'on suppose que le pemphigus représente la syphilis
héréditaire. Ces faits-là sont acceptés, ils ne contrarient aucune théorie reçue.

La mère et le fœtus qui y est inclus ont une vie commune sous
certains rapports, indépendante sous d'autres rapports. Le fœtus
peut continuer à vivre pendant quelque temps dans l'amnios, sa
mère étant morte. La mère peut être réduite au marasme et mourir
en accouchant, tandis que le fœtus est fort, vigoureux, bien développé. La mère infectée par la syphilis peut mettre au monde un
enfant sain; il en est de même si la mère est phthisique, cancéreuse;
quelquefois même une maladie aiguë, comme la fièvre typhoïde, le
choléra, atteint une femme enceinte, et n'apporte aucun trouble
dans le développement de la grossesse. De son côté, le fœtus peut
être malade indépendamment de sa mère. J'ai vu plusieurs fœtus
ayant du pemphigus, et dont les mères ne présentaient aucun signe

morbide vénérien ou autre. Le fœtus d'une femme vaccinée peut avoir la variole, sans que sa mère en soit atteinte ; il peut avoir la péritonite, sans que sa mère éprouve le plus léger trouble fonctionnel (voir nos observations). Donc il y a indépendance des deux êtres ; mais des faits contradictoires montrent que le fœtus et la mère vivent d'une vie commune... Les maladies de la mère se transmettent au fœtus (syphilis héréditaire?) ; la variole atteint en même temps la mère et le fœtus, etc.

De ces faits contradictoires, nous voulons tirer simplement cette conclusion, que l'idée d'une maladie commune à la mère et au fœtus non-seulement ne doit point répugner au bon sens, mais qu'elle est même acceptée et professée partout, sous la garantie de faits bien authentiques. Que demandons-nous ? D'ajouter un fait de plus à ceux qui sont connus.

Ce que nous venons de dire du fœtus nous pouvons le dire également de l'enfant nouveau-né ; non-seulement la mère et l'enfant après l'accouchement ne nous paraissent pas être dans un état très-dissemblable, mais il nous semble que cet état est chez l'une et chez l'autre à peu près identique. Je pense que si l'on niait que la fièvre puerpérale pût exister là où n'existe pas ce qu'on appelle l'état puerpéral, parce qu'il y aurait contradiction, il faudrait d'abord expliquer ce qu'on entend par état puerpéral ; si l'on veut dire par là état de gestation ou accouchement, il faut bien admettre que le fœtus et le nouveau-né appartiennent, comme la mère, à l'état puerpéral, puisqu'ils sont partie prenante dans la gestation et dans l'accouchement. Voyons quelles sont les conditions dans lesquelles se trouvent la mère et l'enfant nouveau-né.

1° *Conditions de milieu.* — La mère et l'enfant nouveau-né vivent en général dans une atmosphère, dans un milieu communs. Si l'on suppose un point, un foyer, la mère et l'enfant occuperont ensemble ce foyer. L'enfant se nourrit de sa mère, et quand il est appendu à son sein, on serait tenté de dire qu'il est un organe annexe de la mère, la mamelle faisant le lait pour l'enfant, comme le pancréas fait du suc pancréatique pour l'intestin. Je ne prétends pas que les éléments morbides qui sont contenus dans la mère puissent passer dans l'enfant par la voie des mamelles, pas plus que je ne prétends qu'ils passent dans le fœtus par le cordon ombical; je n'en sais rien. Je constate seulement que, tout en étant indépendants l'un de l'autre, ces deux êtres occupent le même point, le même foyer... *épidémique*. La fièvre puerpérale saisit en même temps la mère et l'enfant qu'elle porte dans ses bras ou dans son utérus.

2° *Considérations anatomiques et physiologiques*. — Que se passe-t-il normalement après l'accouchement? Du côté de la mère : après de grandes fatigues, des douleurs quelquefois très-violentes, des contusions causées aux parties génitales par le passage du fœtus, la délivrance a lieu, le placenta se détache et est expulsé avec les membranes; puis l'utérus revient sur lui-même, et alors commence une série de transformations, une exfoliation, une réparation longue qui se termine par le retour de l'utérus à l'état de vacuité; la muqueuse de cet organe se renouvelle, l'appareil vasculaire intermédiaire à la femme et au produit de conception disparaît.

Voilà ce que tout le monde sait; mais ces connaissances sont vagues, et ce qui se passe physiologiquement dans l'utérus depuis l'accouchement jusqu'au deuxième mois qui suit n'a pas encore été bien nettement déterminé. Étudier cette transformation serait un travail d'un intérêt très-grand, mais long, difficile, et qui a dû rebuter déjà bien des médecins, si l'on en juge par le silence que gardent à cet égard les livres classiques. Ce qui est certain, c'est que l'utérus est le siége d'une exfoliation qui a pour effet d'expulser les débris des vaisseaux utéro-placentaires. Chez le *nouveau-né*, le cordon ombilical tombe. Ces deux phénomènes sont de même nature. Il y avait entre les deux êtres un organe intermédiaire, il se sépare de la mère, il se sépare de l'enfant par un travail physiologique identique. Que ce travail physiologique touche de très-près à l'état morbide, que l'équilibre soit souvent rompu, que l'état normal devienne morbide avec une très-grande facilité, cela est facile à comprendre et à prouver. A un moment donné, l'ombilic est une plaie; il en est de même de la surface interne de l'utérus. Cette plaie utérine-ombilicale est de bonne ou de mauvaise nature, suivant une foule de circonstances, parmi lesquelles il faut placer en première ligne les conditions générales de santé de l'individu. Il n'y a pas un utérus dans lequel on ne trouve du pus, pas un ombilic dans lequel on ne trouve du pus, normalement, à un moment donné. Cela n'est point une maladie, c'est l'état physiologique; il ne peut y avoir eschare et élimination sans production de pus. On trouve quelquefois du pus dans les veines utérines chez les femmes mortes en couches, on trouve souvent du pus dans la veine ombilicale chez les enfants nouveau-nés morts de la fièvre puerpérale.

Ainsi anatomiquement la mère et l'enfant nouveau-né sont dans des conditions analogues, en ce sens qu'ayant été réunis par un organe intermédiaire et transitoire (système placentaire) qui, après l'accouchement, cesse de vivre, ils subissent l'un et l'autre, aux points d'attache de cet organe, un travail d'élimination qui est presque morbide, puis un travail réparateur :

A l'ombilic, chez l'enfant;

A l'utérus, chez la mère.

L'utérus et l'ombilic représentent une plaie; cette plaie suppure nécessairement, et accomplit plus ou moins bien sa réparation; elle peut être également chez l'une et chez l'autre le siége de lésion. De là même résulte pour la mère et pour l'enfant une condition, un *état* identique. Que cet *état* soit appelé *puerpéral* ou non, peu importe.

L'ombilic : au nouveau-né :: l'utérus : la mère. Nous aurions pu pousser plus loin la comparaison, et montrer que le traumatisme de l'accouchement se fait sentir aussi bien sur l'enfant que sur la mère, que la vie de transition du nouveau-né, la lactation qui s'établit chez lui, l'invasion de fonctions nouvelles, la disparition progressives des fonctions antérieures, sont des conditions *spéciales* qui font que le nouveau-né n'est ni un homme ni même un enfant, mais quelque chose d'intermédiaire, et qu'il y a pour cet âge des maladies *spéciales*, etc.

Il nous resterait à déterminer le rôle que jouent, dans la fièvre puerpérale des femmes et dans celle des fœtus et des nouveau-nés, l'utérus et l'ombilic ; mais nous ne trancherons point cette question si controversée. Les partisans de l'explication de la péritonite de la mère par une phlébite, par une lésion utérine, inclineront sans doute à croire que, chez le nouveau-né, l'ombilic est le point de départ de la maladie ; mais cette explication est contredite formellement par nos observations, où l'on verra que, dans un très-grand nombre de cas de péritonite, chez le nouveau-né l'ombilic et les vaisseaux ombilicaux étaient parfaitement sains, et que nulle autre veine n'était malade. A plus forte raison, faut-il rejeter cette explication pour la péritonite du fœtus *in utero*, attendu qu'en pareil cas il n'y a jamais aucune lésion de l'appareil ombilical. Nous constatons, mais nous n'*expliquons* pas.

Nous n'avons point séparé la péritonite du fœtus de la péritonite du nouveau-né, et nous croyons que les faits nous donnent raison. *La naissance est une limite que ne respecte pas la maladie.*

Les lésions anatomiques de la péritonite du fœtus ne diffèrent aucunement de celles qu'on trouve en pareil cas chez les nouveau-nés.

Les mères qui ont mis au monde des fœtus morts de péritonite succombent fréquemment elles-mêmes à cette maladie, et nous avons dit que la péritonite était également commune, dans beaucoup de cas, à l'enfant nouveau-né et à sa mère. Un enfant peut être atteint de péritonite deux ou trois jours après la naissance, une heure avant la naissance, deux jours avant la naissance ; les faits le prouvent. Nous avons pu suivre la maladie depuis la vie intra-utérine jusqu'après la naissance, pour ainsi dire sans interruption. Nous avons vu des fœtus morts depuis huit jours, quand ils furent expulsés; d'autres, depuis quarante-huit ou vingt-quatre heures. Enfin nous avons observé un fœtus vivant dans le sein maternel et atteint de péritonite (obs. 10). Il est inutile de dire que nous n'avions pas diagnostiqué la maladie. Voici le fait : un fœtus ne pouvait être expulsé, à cause de l'étroitesse du bassin de la mère; ce fœtus était vivant; on fut contraint de le tuer par l'application des ciseaux de Smellie et du céphalotribe. J'ouvris ce fœtus, il avait une péritonite. Nul doute par conséquent qu'il ne naisse des enfants atteints d'une péritonite qui a commencé pendant la vie intra-utérine et qui se continue après la naissance.

J'ignore si, parmi les 30 enfants morts de péritonite dont je relate les observations, il n'y en avait pas plusieurs qui naquirent malades.

Ainsi, entre la péritonite *in utero* et la péritonite après la naissance, on ne saurait admettre de différence essentielle. Si l'on admet ce fait (et comment ne l'admettrait-on pas?), on est forcément conduit aux conclusions suivantes : il faut renoncer à la plupart des explications données pour la péritonite des nouveau-nés, telles que le froid, l'érysipèle, l'omphalite, etc.

DE LA PÉRITONITE PUERPÉRALE

CHEZ LE NOUVEAU-NÉ.

Nous pourrions facilement, en empruntant à chacune de nos observations, faire un tableau artificiel de la maladie; nous obtiendrions alors une sorte de type idéal qui n'a jamais existé; nous ne commettrons pas cette faute. Nous donnerons seulement quelques-uns des principaux caractères de la maladie, extraits de nos observations, en tenant compte des différences que les faits ont présenté entre eux, et nous n'avancerons rien que nous ne soyons en mesure de prouver par une citation.

Nous décrirons en quelques mots les symptômes de la maladie, sa marche, etc.

Lorsqu'on regarde un enfant nouveau-né atteint de péritonite, on est frappé de la ressemblance que présentent chez lui les symptômes avec ceux qu'on observe chez les mères attteintes de la même maladie.

La face exprime la souffrance.

Le ventre tendu, ballonné, rend un son tympanique, et paraît très-sensible à la pression.

La respiration est haute, courte, fréquente.

La peau est jaune.

Les cris sont incessants.

Des vomissements, et la sortie d'un liquide bilieux s'échappant par la bouche et par les narines, complètent ce tableau.

Le pouls est très-accéléré et petit, il y a en général de la constipation; l'enfant refuse généralement le sein, surtout dans les derniers moments.

La maladie marche très-rapidement et ne dure pas en général plus de trois ou quatre jours, et elle se termine infailliblement par la mort, qui arrive ordinairement après une agonie assez longue.

Le plus grand nombre des enfants succombe avant le dixième jour qui suit la naissance; nous en avons observé un seul qui avait atteint un mois, un autre était âgé de quatorze jours.

L'une des formes les plus importantes de la maladie nous paraît être la forme adynamique (septicémique), dans laquelle il y a torpeur, somnolence, hémorrhagies dans plusieurs cavités séreuses et muqueuses, taches scorbutiques à la peau. La mort survient, en pareil cas, quelquefois quarante-huit heures après la naissance (voir fin d'octobre).

Les complications les plus habituelles sont les érysipèles, les phlegmons, les méningites ; on trouve quelquefois des pleurésies. Les symptômes de quelques-unes de ces complications, de la méningite surtout, peuvent masquer ceux de la péritonite.

Il ne faut pas considérer comme complications le muguet et l'érythème des fesses qui surviennent, si les enfants sont faibles, chétifs, mal nourris, entretenus dans de mauvaises conditions hygiéniques ; ces états morbides n'ont rien de spécifique, et n'occupent dans nos observations qu'une place minime.

Nous ne ferons pas de diagnostic différentiel : en effet, tout au plus au début, en raison de la constipation et de la tension du ventre, pourrait-on confondre la péritonite avec un embarras intestinal ; mais cette illusion ne serait pas de longue durée pour un observateur attentif.

Lorsqu'on vit dans le milieu où se produit la péritonite puerpérale *neonatorum*, on ne saurait pas plus la méconnaître qu'on ne méconnaît la péritonite des mères.

Y a-t-il des prodromes? Le plus souvent, l'agitation de l'enfant, ses cris plaintifs, sont les seuls signes au début. La maladie marche avec une telle rapidité qu'on ne la soupçonne souvent pour la première fois que lorsqu'elle a atteint son plus grand développement. Cependant, si deux enfants sont atteints de cette affection, et qu'un troisième enfant devienne malade, on devra d'abord craindre que celui-ci ne soit atteint du même mal que les deux autres ; cette crainte prendra plus de consistance, si la mère de cet enfant est atteinte de péritonite, ou même si d'autres femmes en sont atteintes dans le voisinage.

Le tableau suivant montrera que la plupart des enfants que nous avons observés sont morts avant le dixième jour qui a suivi la naissance ; on verra également, par le poids de ces enfants, qu'ils étaient tous nés à terme ou peu s'en faut ; j'ajouterai qu'ils étaient tous nés viables.

Sur 30 enfants morts de péritonite.

Age.		Poids.	
1 a vécu 2 jours.	1 pesait	2,100 grammes.
1 a vécu 3 jours.	1 pesait	2,300 —
1 a vécu 4 jours.	2 pesaient	2,500 —
2 ont vécu 5 jours.	1 pesait	2,650 —
3 ont vécu 6 jours.	1 pesait	2,750 —
4 ont vécu 7 jours.	1 pesait	2,900 —
4 ont vécu 8 jours.	4 pesaient	3,000 —
5 ont vécu 9 jours.	1 pesait	3,350 —
6 ont vécu 10 jours.	4 pesaient	3,200 —
1 a vécu 11 jours.	1 pesait	3,050 —
1 a vécu 14 jours.	1 pesait	3,150 —
1 a vécu un mois.	2 pesaient	3,500 —
	1 pesait	3,400 —
	2 pesaient	3,450 —
	1 pesait	3,025 —
	2 pesaient	3,800 —
	1 pesait	4,000 —

Des principales lésions observées après la mort.

Il importe beaucoup de noter les caractères extérieurs et la forme du cadavre. Il suffit de jeter les yeux sur plusieurs enfants morts par suite de diverses maladies, pour que les regards s'arrêtent d'eux-mêmes sur celui qui a succombé à une péritonite :

L'ictère,

La tuméfaction considérable du ventre,

Le liquide vert qui s'échappe par les narines,

La prompte putréfaction,

le feront facilement reconnaître. Nous nous sommes arrêté souvent à ces descriptions (voir l'obs. 29) : « Le cadavre porte l'empreinte de « l'affection à laquelle l'enfant a succombé. »

Suivant la forme de l'affection, il y aura contracture ou résolution des membres, putréfaction plus ou moins rapide.

Lésions du péritoine. — Un épanchement de liquide séreux ou séro-sanguin trouble, du pus et des fausses membranes surtout : telles sont les lésions constantes. Quant au poids du liquide, à la forme, à la densité, au volume, au siége des fausses membranes, on observe des variations.

Il se fait souvent dans la tunique vaginale un épanchement qui est toujours de la même nature que celui de la cavité péritonéale.

Les fausses membranes, examinées au microscope, se présentent sous la forme de tractus filamenteux, fibrineux... on y reconnaît les caractères appartenant aux fausses membranes de la péritonite des adultes... on trouve peu de pus. Si l'on trouve si souvent des fausses membranes et moins souvent du pus dans le péritoine des enfants nouveau-nés, cela tient à une disposition propre aux nouveau-nés, chez lesquels les fausses membranes et les tissus cicatriciels se produisent très-facilement, tandis que le pus s'y fait difficilement. Au reste, nul doute que le liquide épanché dans tous ces cas renferme des globules purulents; c'est à cela qu'est due en partie l'opacité de ce liquide. On voit d'ailleurs du pus se former dans le tissu cellulaire sous-cutané et dans les articulations chez les nouveau-nés. Les fausses membranes sont d'autant plus résistantes et adhérentes qu'elles sont plus anciennes; elles sont généralement déposées partout, mais surtout dans le bassin, sur la rate et sur le foie; on en trouve presque toujours entre les anses intestinales; elles sont plutôt disposées sur les parties viscérales que sur les pariétales.

Le péritoine est-il congestionné, rougi, porte-t-il des traces de phlegmasie? Non, dans la très-grande majorité des cas (cependant nous avons quelquefois noté cette congestion). Bien que cette affirmation soit en désaccord avec la théorie, nous ne pouvons nous dispenser de la donner pour vraie, puisqu'elle résulte des $9/10$ de nos observations.

Parmi les signes nécroscopiques, un des plus remarquables est l'augmentation du volume de la rate ; ce volume est souvent double du volume normal. La même remarque a été faite par nous dans la péritonite du fœtus *in utero* ; et ce fait peut être constaté souvent dans la péritonite puerpérale des mères. Les dimensions de la rate normale, à la naissance, sont les suivantes :

> Longueur, 0,045 ou 0,05.
> Largeur,   0,015 ou 0,02.
> Épaisseur,   0,007 ou 0,01.

Or nous avons trouvé, chez des fœtus morts de péritonite, la rate ayant 0,08, 0,10, 0,12 de longueur. Nous avons noté ces mesures avec soin dans toutes nos observations. Quant au tissu splénique, il ne nous a offert aucune lésion caractéristique.

Quelques rares altérations du foie sont notées dans nos observations.

Une seule fois nous avons trouvé un ganglion lymphatique ramolli et suppuré. Jamais nous n'avons vu d'altération des vaisseaux lymphatiques ; une altération du sang (septicémie) a été signalée dans plusieurs de nos observations, surtout au mois d'octobre.

Les lésions les plus remarquables sont celles que l'on trouve dans le système ombilical (nous leur avons consacré un chapitre spécial).

Nous ne dirons rien des complications, telles que la pleurésie, la méningite, les phlegmons, etc. etc.

Nous avons pensé qu'il convenait de consacrer des chapitres à quelques-uns des symptômes et à quelques-unes des lésions qui nous ont paru mériter le plus d'intérêt ; ce sont :

Les vomissements ;

L'ictère ;

L'épanchement dans la tunique vaginale ;

L'érysipèle et le phlegmon ;

Les lésions de l'ombilic et des vaisseaux ombilicaux.

DES VOMISSEMENTS.

Un des signes les plus constants de la péritonite chez les enfants nouveau-nés, c'est le vomissement, soit que l'enfant rejette les matières alimentaires et les boissons, soit qu'il vomisse un liquide vert, porracé, bilieux. Lorsqu'un semblable liquide est rejeté par un effort de vomissement et que le ventre est tendu par des gaz, la probabilité d'une péritonite devient presque une certitude. On sait, en effet, que si les enfants nouveau-nés rejettent facilement et sans effort le lait qu'ils viennent de prendre, ils ne vomissent cependant jamais de matière bilieuse à l'état de santé. Au reste, ce sont surtout les enfants à la mamelle, âgés de plusieurs mois, qui rejettent facilement le lait; cette régurgitation n'est pas opérée aussi fréquemment par les enfants de un à huit jours. En voyant les enfants atteints de péritonite vomir le liquide bilieux, nous ne pouvions nous empêcher de jeter les yeux sur leurs mères, qui vomissaient, avec de violents efforts, un liquide semblable, et l'identité de la maladie chez les unes et chez les autres nous apparaissait avec une évidence qui ne nous paraissait pas contestable. Parfois ce n'était pas par un véritable vomissement, c'était par une faible régurgitation, que ce liquide sortait des voies alimentaires. Souvent il semblait que nul effort n'eût lieu et que le liquide sortît par la bouche ou par les narines, par cela seul qu'il tendait à prendre son niveau.... Cela arrivait quand les enfants étaient couchés horizontalement, la tête étant dans une position déclive. Nous ferons observer que quelquefois c'est par les narines seulement, et presque toujours à la fois par les narines et par la bouche, qu'a lieu cette évacuation, ce qui s'explique par la disposition particulière de l'appareil bucco-nasal chez les enfants nouveau-nés. Nous avons presque toujours confirmé, par l'autopsie, ce que nous avions vu pendant la vie; nous trouvions dans l'estomac et quelquefois dans la première partie de l'intestin grêle un liquide jaune-vert. Parfois, pendant la vie, le vomissement n'avait pas lieu, ou n'était pas remarqué, et nous trouvions, à l'autopsie, le même liquide dans l'estomac.

1° Le vomissement est l'un des signes les plus constants de la péritonite.

Obs. II. « Vomissements fréquents.... »

Obs. IV. « ... Vomissements d'un liquide vert porracé qui s'échap« pait par la bouche et par les narines. »

Obs. VI. « ... Il vomissait les boissons... A l'autopsie, on trouve l'es« tomac contenant un mucus verdâtre. Les intestins sont tendus par « des gaz et renferment une quantité considérable de matière verte « bilieuse. »

Obs. VII. « Il vomissait fréquemment un liquide verdâtre. »

Obs. IX. « Dans la soirée, il y eut vomissement des matières « alimentaires qu'on avait introduites dans la bouche, à l'aide d'une « cuiller. »

Obs. XI. « On remarqua un seul vomissement. »

Obs. XII. « Il vomit le lait, puis un liquide verdâtre. Autopsie : de « la commissure droite des lèvres, part une traînée de liquide figé « sur la joue; ce liquide est verdâtre et paraît provenir de l'estomac. »

Obs. XVI. « ... L'enfant présentait tous les signes de la péritonite... « tuméfaction du ventre, vomissements, etc. »

Obs. XVIII. « Il avait vomi plusieurs fois... »

Obs. XIX. « Il vomissait tous les liquides ingérés dans l'estomac. »

2° Quelquefois le liquide sort par les narines et par la bouche, comme s'il tendait à prendre son niveau.

Obs. XXIII. « ... On remarqua que lorsqu'on maintenait l'enfant « couché dans le décubitus dorsal, la tête étant basse, un liquide « jaune s'écoulait par les narines. »

3° A la seule inspection du cadavre, des liquides jaunes ou verts s'écoulant par les narines ou par la bouche peuvent faire présumer la péritonite. Dans un grand nombre d'autopsies, nous avons trouvé ce liquide bilieux dans l'estomac ou dans la partie supérieure de l'intestin grêle.

Obs. XIII. « Autopsie : la face est tachée par un liquide jaune qui « s'est écoulé par les narines et s'est desséché sur les joues. »

Obs. XV. « ... En pressant sur l'estomac, on fait sortir par la « bouche et par les narines un liquide jaune verdâtre caractéristique. « Nous reconnaissons là les matières des vomissements qui ont lieu « dans les cas de péritonite. Les intestins contiennent un liquide jaune « verdâtre. »

Obs. XIV. « ... Un liquide verdâtre s'écoule par les narines... L'es- « tomac ramolli et les intestins grêles contiennent un liquide bilieux « vert... »

Obs. XXV. « ... L'estomac contient un liquide porracé abondant , « qu'on trouve dans toute la partie supérieure du tube digestif; la « couleur et l'abondance de ce liquide nous semblent appartenir « essentiellement à la péritonite. »

Obs. XXVI. « ... Un liquide jaunâtre s'écoule par les narines en « assez grande abondance... L'estomac est ramolli,.. ; il contient un « liquide jaune verdâtre, qu'on trouve aussi dans l'intestin grêle. « Nous reconnaissons là la matière ordinaire des vomissements qui « accompagnent la péritonite. »

Obs. XXVIII.

Obs. XXX. « ... L'estomac et les intestins contiennent des gaz..., « ils sont remplis d'un liquide jaune vert bilieux, tout à fait semblable « à celui que nous sommes habitué à trouver dans le tube digestif « des femmes mortes à la suite de péritonite, après l'accouchement. »

Ainsi, sur 30 cas, onze ($^{11}/_{30}$) fois on a pu constater les vomisse- ments; 7 fois, ce signe n'ayant pas été observé pendant la vie, on a retrouvé, à l'autopsie, le liquide bilieux dans l'estomac. Nous ne chercherons pas à expliquer pourquoi ni comment le liquide bilieux abonde dans l'estomac des enfants atteints de péritonite; c'est là un fait constant dans toutes les péritonites générales aiguës, quel que

soit l'âge des malades. Il en est de même du développement de gaz
dans l'estomac et dans les intestins ; ce liquide bilieux se trouve
quelquefois en si grande abondance dans l'estomac des femmes
mortes à la suite de la péritonite puerpérale, que nous avons pu
quelquefois en recueillir de 3 à 4 litres sur un seul sujet. A ce propos, on peut se demander s'il est vraiment utile d'arrêter, d'empêcher les vomissements en pareil cas (ainsi que je l'ai vu faire souvent), et s'il ne serait pas plus rationnel de favoriser l'évacuation de
cette masse de liquide, dont le poids seul doit causer une gêne considérable dans l'estomac. Chez les enfants nouveau-nés, nous n'avons
jamais trouvé ce liquide en très-grande abondance (ils boivent peu).

DE L'ICTÈRE.

L'ictère accompagne souvent la péritonite chez les enfants nouveau-nés ; sur 30 cas de péritonite, nous l'avons noté 13 fois.

Faut-il voir, en pareil cas, dans la coloration jaune de la peau
de plusieurs tissus et de certains produits de sécrétion, cet état décrit sous le nom d'ictère des nouveau-nés, et auquel on n'accorde
en général qu'une importance médiocre ? Telle est la question qui
nous nous sommes posée tout d'abord. On sait que l'ictère a été
considéré pour ainsi dire comme une des phases par lesquelles passe
l'enfant nouveau-né, dont la peau d'abord rose prend ensuite, dans
beaucoup de cas, une coloration jaunâtre plus ou moins intense,
pour passer enfin à la décoloration ou couleur blanche, qui est celle
des enfants à partir du premier mois qui suit la naissance. Ce qui
d'abord avait été considéré comme la règle a été considéré ensuite
comme étant l'exception : « Tous les cas d'ictère que j'ai vus avaient
« pour origine une affection du foie » (Bouchut). S'il est vrai, *a
priori* et théoriquement, que la matière colorante de la bile ne
peut être répandue par tout le corps sans une lésion du foie ou des
voies biliaires, il n'est pas moins vrai, d'autre part, que dans les

faits que nous rapportons, cette lésion du foie n'a pas pu être rigoureusement déterminée. Nous conviendrons, avec M. Bouchut, que cet ictère n'est pas aussi commun qu'on l'avait cru d'abord, et qu'il indique souvent un état morbide ; cette manière de voir est confirmée par les observations que nous rapportons. Seulement nous ferons remarquer que cet ictère a pour nous une valeur particulière et nous a paru accompagner non pas toutes les maladies, mais surtout la péritonite, et en particulier cette forme que nous appelons septicémique, dans laquelle la torpeur, l'adynamie, quelques signes d'altération du sang, la putréfaction rapide après la mort, ont été observés.

Cet ictère, véritablement digne de ce nom par l'intensité de la coloration jaune, avait acquis, à nos yeux, parmi les signes de la maladie que nous décrivons, une telle valeur, que quelquefois, à la vue d'un enfant qui présentait la coloration jaune à un haut degré, nous avons conçu la pensée que cet enfant était gravement malade, qu'il était atteint par l'épidémie, et, sur ce seul indice, nous nous empressions de rechercher l'existence de la péritonite, qui effectivement existait ou ne tardait pas à se montrer.

Plusieurs fois, dans le courant de l'année 1853, nous avons pu observer le même phénomène (ictère) chez des femmes atteintes de péritonite puerpérale. On verra dans l'une de nos observations que nous avons été préoccupé de cette similitude entre l'état des mères et celui des enfants.

Obs. IX. « Ce n'est pas la première fois que nous constatons la « coïncidence d'un semblable ictère avec la péritonite, non-seule-« ment chez les enfants nouveau-nés, mais aussi chez les femmes « atteintes de péritonite puerpérale. Faut-il attribuer cet ictère à une « hépatite? Nous le croyons (sans pouvoir le prouver). Nous avions « cru quelquefois pouvoir expliquer l'ictère, chez nos malades adultes « atteintes de péritonite, par la violence des émotions qui les agi-« taient, par la peur, le chagrin, etc. Depuis que nous avons trouvé

« l'ictère dans la péritonite des enfants nouveau-nés, il nous a fallu
« rejeter cette explication. »

Si l'on prenait pour la maladie le symptôme ictère, on pourrait
avec raison, en pareil cas, l'appeler *ictère grave.*

Quelle est la *cause* de cet ictère? On pense que l'ictère se montre
généralement chez les enfants nés avant terme et pendant la saison
froide; or nous l'avons observé surtout chez des enfants nés au
terme normal, et les chiffres suivants montrent que les saisons ne
paraissent pas avoir eu d'influence sur sa production... Nos observations portent les dates de 8 juin, 5 septembre, 18 septembre,
2 octobre, 8 octobre, 16 octobre, etc.

Cet ictère est très-différent de celui décrit par le Dr Porchat
(1854), lequel s'accompagne de décoloration des matières fécales et
paraît produit par un état morbide des *voies biliaires.*

Qu'il y ait, dans l'ictère qui accompagne la péritonite, une excitation du foie et une supersécrétion de bile, cela n'est pas contestable... Des flots de bile s'écoulent par les vomissements et les garde-
robes; il s'en produit peut-être en pareil cas plus en un seul jour
qu'il ne s'en produit dans une semaine à l'état normal. L'ictère est-il
une autre manifestation de cette excitation du foie? Cela est probable; comme on voit la pleuropneumonie, il se peut qu'il se produise une péritonéo-hépatite... Il importait de décrire avec soin l'état
anatomique du foie en pareil cas, c'est ce que nous avons fait. Nous
décrivons et l'état extérieur, et la coupe, et l'état des vaisseaux (la
veine ombilicale contient souvent du pus). Nous avons relaté avec
profusion des détails sur l'état du foie et de ses vaisseaux dans chacune de nos autopsies; les lésions constatées souvent dans la veine
ombilicale, et certain état anatomique morbide du foie dont nous
rapportons deux exemples, n'ont pas suffi pour arrêter notre juge-
ment, et nous considérons seulement ces descriptions comme des
documents devant servir peut-être à ceux qui entreprendront des
recherches nouvelles sur cet objet.

Nous renvoyons à nos observations, qui ont toutes été faites d'après nature et dont nous ne voulons pas tirer, pour les besoins de cet article, plus qu'elles ne peuvent donner.

Obs. III, VII, IX, XII, XVIII, XIX, XX, etc. etc.

DE L'ÉPANCHEMENT DANS LA TUNIQUE VAGINALE.

Lorsque, chez un enfant mâle, nous soupçonnions l'existence d'une péritonite, notre premier soin était d'examiner les bourses; en effet, l'expérience nous avait appris qu'on pouvait tirer de cet examen un excellent diagnostic de la péritonite. La présence, dans la tunique vaginale, d'un liquide que l'on peut, par la pression, faire refluer dans le ventre, et qui retombe dans les bourses sous l'influence des cris et des efforts de l'enfant, indique qu'il existe probablement un épanchement dans la cavité péritonéale. Si, à ce signe, se joignent le gonflement et une extrême sensibilité du ventre, les vomissements et les autres signes que nous avons notés, le diagnostic sera à peu près assuré; on saura que la péritonite existe. Voici sur quelles observations nous fondons notre affirmation.

Nous avouons que c'est le hasard qui nous a fait découvrir ce signe, que nous aurions dû peut-être rechercher *a priori*. Rien n'est plus simple que ce fait d'un épanchement commun à la cavité péritonéale et à la tunique vaginale; par cela seul que le canal inguinal n'est pas fermé, si le péritoine contient du liquide, la tunique vaginale en contiendra aussi, et l'on pourra faire passer ce liquide de l'une dans l'autre cavité: cela se voit dans l'ascite, dans l'hydrocèle congénitales. Si, ayant déshabillé un enfant nouveau-né et remarquant que son scrotum est amplifié, que les rides en sont diminuées ou effacées, on y applique la main et l'on exerce une pression graduelle, voici ce que l'on observe (dans le cas de péritonite) : lorsque l'enfant reste immobile, le volume des bourses diminue rapidement sous la pression des doigts; si l'enfant crie, les bourses se tendront de nouveau. Lorsque l'on a acquis une certaine habitude de cette pratique, on sent manifestement le liquide refluer sans bruit, de la tunique vaginale dans le ventre, à travers le canal inguinal. Ce procédé est très-simple et ne mérite pas une longue description. Il est bien entendu qu'on ne confondra pas l'œdème du scrotum avec l'hydrocèle; mais, en tout cas, l'erreur pourrait n'être pas très-préjudiciable, attendu que, dans beaucoup de cas, en même temps que l'on constate l'épanchement vaginal, on trouve de l'œdème du scrotum. Il faut savoir que, le plus souvent (9 fois sur 10), l'épanchement existe du côté droit seulement.

En effet, le testicule gauche franchit l'anneau et descend dans les bourses avant le droit, et son canal inguinal est, pour cette raison, fermé avant celui du côté opposé, de sorte que tandis que, chez un très-grand nombre de fœtus à terme, on trouve le canal inguinal ouvert à droite, il n'en est pas de même à gauche, où le canal inguinal ne reste ouvert à cette époque qu'exceptionnellement. L'épanchement dans la tunique vaginale aura donc lieu 9 fois sur 10 dans la bourse du côté droit, et c'est là qu'il faudra le chercher.

En général, avec quelque précaution que l'on procède, cette exploration est douloureuse pour l'enfant, dont parfois les cris et l'agitation rendent cet examen difficile, le liquide ne refluant plus alors aisément dans le ventre.

La présence de ce signe ne suppose pas nécessairement qu'un épanchement considérable ait eu lieu dans le péritoine; on verra, par nos observations, que 10 grammes de liquide épanchés dans le péritoine suffisent pour le produire. Nous ne saurions dire précisément à quelle époque de la maladie se produit cet épanchement, notre diagnostic ayant été porté le plus souvent alors que tous les signes de la péritonite étaient devenus très-évidents, c'est-à-dire à une époque déjà avancée de cette maladie, qui marche avec une très-grande rapidité. Cependant, l'épanchement de sérosité se faisant avec une très-grande rapidité dans le péritoine des enfants nouveau-nés, il est certain que l'épanchement dans la tunique vaginale peut être constaté à une époque peu éloignée du début de la maladie.

La nature de l'épanchement varie : tantôt on ne trouve dans la cavité vaginale qu'un liquide clair, une sérosité limpide ; plus souvent ce liquide est trouble, on y voit flotter des fausses membranes ; d'autres fois les parois de la cavité sont tapissées de fausses membranes légèrement adhérentes, enfin du pus presque pur peut s'y rencontrer ; dans tous les cas, l'épanchement est de même nature que celui qu'on trouve dans le péritoine.

Obs. XII. « Nous avons noté pendant la vie, comme un des signes « de la péritonite, la tuméfaction des bourses. — *Autopsie*. On « trouve ici peu de liquide dans les tuniques vaginales. Au reste, ici « les testicules ont à peine franchi l'anneau (enfant né à 7 mois), de « sorte que les conditions ne sont pas les mêmes que chez les enfants « dont la tunique vaginale est vaste. »

Obs. XIV. « Les bourses furent examinées ; elles étaient grosses... « nous crûmes sentir que les tuniques vaginales renfermaient du li- « quide. — *Autopsie*. Les rides du scrotum ne sont pas effacées com- « plétement. Si l'on exerce une pression de bas en haut, on fait re- « fluer par l'un et l'autre canal inguinal, mais surtout par le droit, un « liquide séro-sanguinolent trouble ; les parois ont tapissées de fausses « membranes. »

Obs. X. *Autopsie*. « Les bourses sont grosses et contiennent du li- « quide, quoiqu'il n'y ait nulle part du reste ni œdème ni érysipèle. Le « seul fait de la tuméfaction des bourses nous fait penser à la possibi- « lité d'une péritonite... ; en pressant sur les bourses, on fait sortir par « le canal inguinal, hors de la cavité vaginale du côté droit, d'abord « de la sérosité rouge en assez grande abondance, puis un coagulum « albuminoïde ; à gauche, il n'y a rien de semblable, le canal inguinal « étant fermé. »

Obs. I, VII, XX, XXVIII, XXX, XVIII, etc.

DE L'ÉRYSIPÈLE ET DU PHLEGMON.

L'érysipèle et le phlegmon accompagnent-ils ou précèdent-ils souvent la péritonite chez les nouveau-nés?

D'après les faits que nous avons observés, il n'en serait pas ainsi. De plus, nous combattons, dans ce travail, l'opinion d'après laquelle l'érysipèle naîtrait de l'ombilic et donnerait naissance à la péritonite. Il nous a semblé que l'érysipèle devait survenir quelquefois chez les enfants nouveau-nés, comme chez les femmes atteintes de fièvre puerpérale. Que la péritonite suive ou accompagne quelquefois cette manifestation, à la peau, d'un état morbide général, rien n'est plus naturel. L'érysipèle est, de sa nature, épidémique; c'est une des manifestations de la fièvre puerpérale, et, à ce titre, il n'est pas rare chez les femmes enceintes ou récemment accouchées. Ce n'est pas un érysipèle traumatique; il se montre quelquefois avant l'accouchement et ne débute pas généralement au voisinage de la vulve. De même chez l'enfant nouveau-né, son siége peut être partout ailleurs qu'aux environs de l'ombilic : aussi, alors même qu'il affecterait ce siége, ne faudrait-il pas en conclure (une péritonite survenant ensuite) que la péritontie reconnaît pour cause un érysipèle au voisinage de l'ombilic. La péritonite peut survenir tout aussi bien à la suite d'un érysipèle de la face, et ces deux maladies peuvent naître simultanément sous une même influence.

Au reste, sur 30 cas de péritonite, nous avons rencontré 3 fois seulement l'érysipèle, et, 2 fois sur 3, ces érysipèles siégeaient à la face.

Ce n'est pas à dire pour cela que l'érysipèle ne puisse se développer plus souvent avec la péritonite, chaque épidémie a son caractère spécial (voir les faits rapportés par M. Trousseau); mais ce qu'il importe d'établir, c'est qu'entre l'érysipèle et la péritonite, il n'y a point relation nécessaire de cause à effet.

Nous avons trouvé quelquefois le phlegmon chez les enfants atteints de péritonite; nous en rapportons quelques cas. Le siége habituel de ces phlegmons est au niveau des poignets et des malléoles; quelquefois il y a du pus dans les articulations (voir les faits cités à la fin du mémoire).

Observations où l'*érysipèle* est noté :

Obs. IV, XI, XIV.

Phlegmon. Obs. I, XVII, XXIX.

DES LÉSIONS DE L'OMBILIC ET DES VAISSEAUX OMBILICAUX.

Nous avons, dans nos observations, accordé une place considérable à la description de l'état anatomique de l'ombilic et des vaisseaux ombilicaux. La prédilection un peu exclusive que nous montrons pour ce sujet tient à deux causes : la première, c'est qu'il est impossible de n'être pas frappé de la fréquence des lésions de la veine ombilicale, lésions signalées déjà par les auteurs qui se sont occupés de la péritonite des enfants nouveau-nés; la seconde, c'est que l'opinion d'après laquelle la péritonite procéderait souvent d'une lésion de l'ombilic, d'un érysipèle du tronc, nous a paru être mal fondée ou au moins n'être pas applicable aux faits que nous avons observés.

Cependant l'histoire de la phlébite et de l'artérite en général étant loin d'être complète, malgré les travaux modernes, il était peu probable que nous pussions sortir heureusement des difficultés que présentait notre sujet; un travail que nous avions commencé, depuis longtemps déjà, sur l'anatomie et la physiologie de l'appareil ombilical après la naissance, nous a permis d'introduire ici quelques-uns des résultats que nous avions obtenus.

On comprend combien, en effet, il est difficile d'apprécier sainement les différents états anatomiques du système ombilical après la naissance, si on ne sait pas exactement à l'avance où s'arrête l'état normal et où commence l'état morbide.

Nous présentons ici un résumé de quelques recherches qui nous sont personnelles et qui ont un rapport direct avec la question qui nous occupe.

Modifications qu'éprouve l'appareil ombilical après la naissance (1).

Aussitôt après la section du cordon ombilical, si l'on regarde ce qui se passe du côté du nouveau-né, on voit que, par le bout de son cordon coupé, le sang s'échappe, si bien que, n'était l'instinct des bêtes, qui mordent, mâchent et rendent imperméable ce bout de cordon, les petits animaux pourraient mourir d'hémorrhagie. Il n'est pas rare que, chez des enfants dont le cordon coupé n'a pas été lié ou a été mal serré par la ligature, la mort ait lieu par hémorrhagie. J'ai moi-même recueilli un cas de ce genre, dans lequel les secours trop tard administrés ne purent ranimer un nouveau-né affaibli par une grande perte de sang. D'où vient ce sang? Supposons que l'enfant respire largement, crie, s'agite, que son cœur batte violemment; le sang artériel, subissant à chaque systole ventriculaire une poussée énergique, est chassé dans l'aorte, et comme les artères ombilicales sont ouvertes, elles laissent échapper le sang; l'hémorrhagie peut être considérable, car les artères ombilicales sont très-grosses. Alors on voit deux jets de sang parallèles projetés en cadence hors du cordon coupé, c'est le sang artériel. Plus l'enfant crie, plus il respire, mieux son cœur et ses poumons fonctionnent, plus l'hémorrhagie est abondante. Ce n'est pas là ce que disent les auteurs; au contraire, ils admettent qu'une hémorrhagie par le cordon n'a lieu que lorsque l'enfant respire à peine et est comme asphyxié (voir les traités d'accouchements). Pourquoi cette contradic-

---

(.) Nous rendons toute justice à un travail sur les artères ombilicales publié en 1852 par M. Notta, bien que nous n'ayons rien emprunté à cet auteur.

tion ? Nous allons essayer de l'expliquer. Lorsque l'enfant est presque inanimé, il est vrai qu'une hémorrhagie ombilicale peut avoir lieu, mais ce n'est pas par les vaisseaux qui reçoivent l'impulsion du cœur ; s'il n'y a plus de pouls radial, il n'y a pas de pouls ombilical ; l'hémorrhagie, en pareil cas, a lieu par la veine. La veine ombilicale, contrairement aux artères, ne laisse point passer le sang quand la respiration se fait bien ; mais, s'il y a encombrement dans les vaisseaux pulmonaires parce que l'enfant respire mal, alors toute la circulation veineuse est enrayée ; il se fait dans la veine cave un mouvement de recul ; le sang veineux trouve le canal veineux ouvert, remonte dans la veine ombilicale, comme dans un tube de sûreté, et s'écoule au dehors. Ce genre d'hémorrhagie peut être utile, et je ne crois pas qu'il amène jamais d'accidents graves. Ce qui tue, c'est l'hémorrhagie artérielle, et elle est d'autant plus à craindre que l'enfant respire mieux.

Supposons le cordon lié : la ligature très-serrée a rompu les tuniques interne et moyenne des vaisseaux, le sang chassé dans les artères du cordon trouve un obstacle qu'il vient heurter et qu'il ne peut vaincre... Si l'on enlève la ligature, ou mieux si l'on coupe le cordon au-dessous, au bout de quelques instants, deux jets de sang rouge parallèles dans le cas où l'enfant respire largement, un suintement de sang noir si l'enfant est presque inanimé, annoncent que la circulation n'avait été interrompue qu'artificiellement par la ligature. Si l'on maintient la compression, voici ce qui se passe : un coagulum sanguin ne tarde pas à se former dans les artères du cordon, ce caillot irrégulier et court est déposé d'abord au fond du vaisseau, puis peu à peu, de nouvelles couches s'ajoutant les unes aux autres, ce caillot s'allonge et descend dans les artères ombilicales intra-abdominales ; au bout de vingt-quatre heures, ce caillot occupe le quart ou la moitié de la longueur de ces artères ; il offre peu de résistance encore, il n'est pas dense, il n'adhère pas aux parois, mais il suffit déjà aux premiers besoins de protection de l'individu, et si la ligature se détache au bout de vingt-quatre heures, l'hémorrha-

gie est devenue impossible (sauf un état morbide). Quelquefois
même, dès la cinquième ou la sixième heure qui suit la naissance, si
l'on coupe de nouveau le cordon au-dessous de la ligature, le petit
caillot déposé dans les artères suffit à empêcher l'hémorrhagie, mais
ce travail d'oblitération n'est encore qu'à son début. Ici il nous faut
entrer dans quelques considérations anatomiques. Il y a une partie
du cordon extra-abdominale et une autre partie intra-abdominale.
La limite est non pas l'ombilic cutané, mais l'anneau fibreux apo-
névrotique situé profondément; tout ce qui est en dehors doit se
dessécher, se détruire, tomber comme une eschare; les parties situées intérieurement au contraire vivront et accompliront un travail réparateur actif, vital. De là une division toute naturelle : que
devient la partie extra-abdominale du cordon? elle se dessèche, et
cette dessiccation empêche qu'une hémorrhagie n'ait lieu. Poursuivons l'étude du travail physiologique et vital qui se produit dans
les vaisseaux ombilicaux intra-abdominaux; on voit peu à peu les
caillots qui se sont formés dans les artères devenir denses, cylindriques, prendre l'apparence fibrineuse, adhérer fortement aux parois du vaisseau ; l'artère elle-même n'est point inactive, elle a cessé
de se dilater et de se contracter alternativement sous l'ondée sanguine, mais elle se rétracte maintenant par une action constante, et,
en même temps que le caillot se condense, l'artère le presse, s'y
applique; si par hasard cette artère était frappée de maladie (ainsi
qu'on le voit dans quelques-unes de nos observations), on la ver-
rait, dans la portion malade, flasque, molle, paralysée, tandis qu'en
d'autres parties restées saines, elle est fortement rétractée et revenue sur elle-même. Trois ou quatre jours après la naissance, alors
que le cordon ombilical se détache et tombe, les vaisseaux intra-
abdominaux, mis ainsi à découvert, sont en mesure de s'opposer à
une hémorrhagie : ils sont oblitérés. Il arrive quelquefois qu'une
hémorrhagie a lieu après la chute du cordon, et même douze ou
quinze jours après la naissance; dans ces cas, l'hémorrhagie est toujours artérielle, et n'a lieu que parce qu'il y a altération de l'artère

et destruction du caillot. Je fonde cette opinion sur des faits que j'ai observés personnellement.

Du côté de la veine, les choses ne se passent pas autrement en principe ; seulement le caillot est en général moins allongé , il n'existe le plus souvent qu'à l'extrémité de la veine, au niveau de l'anneau ombilical, le reste de la veine étant vide. Il faut tenir grand compte de l'élément musculaire dont cette veine est si bien pourvue, et qui en amène la rétraction rapide. Telles sont les premières modifications qu'éprouvent les vaisseaux ombilicaux intra-abdominaux ; quant aux vaisseaux du cordon en dehors de l'anneau, ils n'éprouvent rien de semblable, ils se dessèchent et tombent avec le cordon.

Il devrait être inutile de dire qu'aucun travail vital, physiologique, ni morbide, ne peut s'opérer dans les éléments du cordon extra-abdominal; mais les auteurs classiques, depuis Billard, ont admis à cet égard une théorie qu'il importe de réfuter : le cordon ombilical (contrairement à ce que l'on professe encore aujourd'hui) *ne vit plus* dès l'instant où le placenta est décollé. Le bout de cordon que porte le nouveau-né ne lui appartient pas et doit tomber. Il est facile d'expliquer la chute du cordon par la théorie... des causes finales ; mais il faut savoir que le cordon ombilical tombe, *parce qu'il* ne fait aucunement partie de l'organisme de l'enfant. Dans les points seulement où le cordon est soudé au manchon cutané qui sera plus tard le bourrelet ombilical, la séparation exige un travail éliminatoire, mais qui se fait tout entier du côté de l'enfant, nullement du côté du cordon. Quant à cette dessiccation du cordon, qui importe tant aux légistes. et dont la description (empruntée textuellement à Billard) est si longue dans tous les livres de médecine infantile ou légale, voici ce que c'est : j'ai , pendant plusieurs semaines, tous les jours, coupé sur des enfants naissants des portions de cordon ombilical que je plaçais sur moi dans la poche de mon gilet ; là, à une température qui est à peu près celle du corps, ces cordons ombilicaux se desséchaient tout aussi bien et aussi vite que sur le ventre des enfants auxquels je les avais pris. J'ai depuis varié cette expérience, et j'ai vu que la dessiccation était d'autant plus rapide que les cordons étaient exposés à une température plus élevée et à une chaleur plus sèche. Sur les enfants emmaillottés, le cordon est maintenu à une température de + 37° cent. et se dessèche; cela est facile à comprendre, il ne faut point invoquer ici l'inflammation ni toute autre théorie. *La dessiccation du cordon est un fait purement physique.* Par conséquent, il serait peut-être utile que les médecins légistes ne s'en rapportassent plus à Billard, et qu'ils voulussent bien chercher non pas dans la dessiccation du cordon (phénomène purement physique), mais dans les *modifications vitales de l'ombilic et des vaisseaux ombilicaux intra-abdominaux,* les preuves dont ils doivent faire un si terrible usage en justice. Ce qui fait que le cordon ne se dessèche pas généralement sur les enfants morts, c'est que les cadavres sont froids; mais je me charge de faire sécher les cordons sur les enfants morts, et, supposons un cadavre de nouveau-né exposé aux rayons du soleil de la Sicile ou de l'Afrique, son cordon se desséchera; en conclura-t-on que cet enfant a vécu?

La seconde période commence au moment où le cordon se détache. Alors les caillots contenus dans les artères ombilicales intra-abdominales sont fibrineux et forment des bouchons solides, adhérents de toutes parts, faisant déjà corps avec les vaisseaux qui vont de jour en jour se rétrécissant. La veine est de même obturée et rétractée.

Aussitôt après la chute du cordon, un travail réparateur s'opère à l'ombilic; les débris du cordon se détachent. La base du cordon, implantée *profondément* dans l'ombilic, tombe, se réduit en un détritus qui remplit la cupule ou le manchon où pénétrait le cordon. Ici la physiologie touche à la pathologie. L'ombilic représente alors une plaie qui tend à la réparation, mais qui y tend avec d'autant plus d'activité que la santé générale du sujet est meilleure. Supposons que les choses se passent régulièrement: même à l'état normal, il y a toujours alors du pus dans le cul-de-sac ombilical, tant que la cicatrice par adossement des surfaces n'a pas eu lieu. Il faut que les débris du cordon et des vaisseaux extra-abdominaux soient éliminés, et tous ces petits débris sortent peu à peu par l'orifice pour ainsi dire fistuleux de l'ombilic. Les choses se passent là comme dans l'utérus ; l'ombilic est aux vaisseaux ombilicaux ce que l'utérus est aux vaisseaux utéro-placentaires. Ces débris éliminés, cette suppuration nécessaire, constituent un léger suintement, sorte de *lochies ombilicales*. On peut nommer ce travail d'élimination et de réparation une phlegmasie, si l'on veut; mais ce n'est pas une maladie, c'est l'état normal. Plus tard la peau de l'ombilic se fronce, se ride, se tasse, forme un double bourrelet, et les parois de la cupule, arrivant au contact, se soudent ; la cicatrice ombilicale se fait ; là où existait un cul-de-sac assez profond, se voit plus tard une cicatrice linéaire transversale.

Comment surviennent les états morbides de l'appareil ombilical? — Qu'un état fébrile, qu'un simple malaise survienne, qu'il se produise un état morbide, grave, infectieux, analogue à la fièvre puerpérale, à l'infection putride, alors les choses ne se passent plus de même à l'ombilic. L'ombilic, qui est, en réalité, une plaie, se trouve dans les mêmes conditions qu'un moignon d'amputé... La plaie devient grise, elle ne se déterge pas, elle ne tend plus à la réparation; les *vaisseaux voisins* souffrent de même, leurs caillots se ramollissent, se décollent, fondent. Ce phénomène se remarque aussi bien dans les artères que dans les veines, avec cette différence que les artères et leurs caillots résistent mieux. C'est au moment même où s'opère l'élimination et la réparation que les lésions de l'appareil ombilical doivent se produire le plus facilement. Mais supposons qu'aucune cause morbide ne vienne entraver la marche du travail physiologique des premiers jours, que deviennent ultérieurement les vaisseaux et leurs caillots? Ces vaisseaux sont adhérents par leur extrémité à l'anneau fibreux ombilical qui marque la limite entre la partie fœtale et la partie placentaire du cordon. Bientôt on les voit se détacher, par une sorte d'ulcération, de cet anneau fibreux, puis ils descendent et glissent dans leur gaîne, qui, seule, les maintiendra désormais en rapport avec l'anneau ombilical ; leur extrémité déchiquetée se roule en forme de tube effilé (fermé à la lampe). Ainsi clos absolument, bouchés par des caillots qui deviennent de plus en plus denses, petits, filiformes, et dont ils suivent la rétraction, ils finissent par devenir des ligaments incapables de donner passage au sang, incapables d'être frappés de maladie, débris inertes d'un système qui a cessé d'avoir sa raison d'être. Ce n'est guère qu'au bout de quinze jours ou de trois semaines que les vaisseaux abandonnent ainsi l'anneau ombilical, quelquefois plus tard ; mais toute trace du travail réparateur n'a absolument disparu qu'au bout de douze ou quinze mois. Ce qu'il nous importe surtout de savoir, dans l'espèce, c'est que passé le premier mois, on ne verra jamais se produire de phlébite ni d'artérite ombilicales. Il n'y a danger de maladie que pendant la période vraiment active et presque inflammatoire, et surtout pendant la période d'*élimination*. Or nous verrons que ces périodes correspondent aux quinze premiers jours, c'est-à-dire précisément à l'époque où se développe la fièvre puerpérale *neonatorum*. Si les vaisseaux, avons-nous dit, sont surpris au milieu de leur travail d'élimination ou de réparation par un état morbide général, alors ce qui était physiologique devient pathologique, parce que les vaisseaux sont, pour ainsi dire, tout préparés pour un état morbide. Une péritonite se déclare ; l'enfant meurt ; on trouve les vaisseaux ombilicaux ramollis contenant des débris de caillots grisâtres ou même du pus ; en quoi cet état des vaisseaux ombilicaux explique-t-il la péritonite ? Il y a phlébite, dira-t-on ; ne cherchons pas plus loin la cause de la péritonite. Pourquoi ? Nous avons trouvé, il est vrai, souvent des lésions de *caillots* et même des lésions de vaisseaux, c'est-à-dire des artères, aussi souvent que de la veine. En montrant que des lésions se rencontrent dans les artères ombilicales aussi souvent que dans la veine ombilicale, il nous semble que l'on enlève déjà à la phlébite un peu de sa valeur exclusive. Mais la phlébite a le privilége de passer pour une lésion caractéristique, spécifique, pour ainsi dire. Quand on dénonce une phlébite, on est bien près d'insinuer que là est le point de départ de tout le mal. La fièvre puerpérale des femmes, et dès lors la péritonite des nouveau-nés, pour certaines personnes, ne saurait se passer de phlébite, de métrite, d'omphalite. On suppose que le pus est entraîné dans le sang, ou bien que le seul voisinage de la métrite ou de l'omphalite suffit pour produire la péritonite, et ainsi tout s'explique. Nous croyons qu'il faut se méfier de ces explications faciles.

Admettons un instant que la péritonite du nouveau-né reconnaisse pour cause l'omphalite ou la phlébite ombilicale; voilà une péritonite *consécutive*, et elle est sans doute aussi accidentelle... Le malheur a voulu probablement que l'ombilic, frotté trop violemment par les linges, s'enflammât, et il en est résulté une péritonite. Voilà ce que j'appelle une explication facile. Est-il plus rationnel d'expliquer la péritonite par un érysipèle spontané, circum-ombilical? D'abord il faut qu'il y ait un érysipèle, et puis il faut expliquer cet érysipèle. J'ai vu mourir de péritonite épidémique plus de 40 enfants nouveau-nés; j'en rapporte 30 exemples : sur ces 30 cas, 18 fois il n'y avait *nulle* lésion des vaisseaux ombilicaux ni de l'ombilic, et 29 sur 30 fois il n'y avait pas trace d'érysipèle autour de l'ombilic. Ne doit-on pas être arrêté d'ailleurs par la péritonite du fœtus *in utero?* Là point de phlébite, ni d'artérite, ni d'omphalite. Ce n'est pas tout; on trouve quelquefois cette même lésion des vaisseaux ombilicaux sur des enfants morts de méningite; on n'invoquera pas ici le voisinage. Enfin les mêmes lésions se rencontrent non pas constamment, mais quelquefois chez des enfants nouveau-nés, qui ont eu à la fois péritonite, méningite et pleurésie, péritonite et abcès du poumon, abcès multiples, et dans beaucoup d'autres cas, où il y a manifestement *morbus totius substantiæ*. On pourrait chercher à expliquer ces faits par la pénétration dans le torrent circulatoire du pus formé dans la veine ombilicale, mais cette phlébite manque absolument dans la majorité des cas.

1° Il y a des fœtus qui meurent de péritonite *in utero*, aucun travail réparateur ni morbide n'ayant lieu dans leur appareil ombilical.

2° Des enfants à peine nés sont pris de fièvre puerpérale et succombent ayant encore leur *cordon frais*, et avant qu'un commencement de travail d'élimination ou autre ait eu le temps de se montrer dans le système ombilical.

3° D'autres succombent trop longtemps après le début du travail réparateur (ce travail est achevé); il n'y a plus lieu à phlébite ni à artérite (voir l'obs. 11, enfant âgé de un mois).

Il faudrait démontrer aussi, pour que la théorie que nous repoussons pût être acceptée, que là où il y a phlébite, cette phlébite précède toutes les autres lésions et en particulier la péritonite; or cela n'est rien moins que prouvé. Nous avons trouvé les altérations de caillot, des artères et de la veine, à tous les degrés, depuis le ramollissement simple et très-inoffensif du bouchon fibrineux à l'extrémité des vaisseaux jusqu'au pus emplissant tout le calibre de la veine ou d'une artère, et il nous a été facile de constater que cet état morbide des vaisseaux était souvent moins avancé, quelquefois plus avancé, que les autres lésions, telles que la péritonite, la méningite, la pleurésie, etc.; ce qui prouve que ces lésions de vaisseaux font partie de l'état morbide général, mais ne le causent pas. Si l'on veut voir ces nombreuses variétés de lésions de la veine ou des artères ombilicales, on pourra consulter les observations suivantes : 1, 2, 3, 4, 13, 14, 17, 18, 25, 27, 29, 30.

Quant aux descriptions de l'omphalite, on les trouvera très-courtes et très-rares; c'est qu'en effet, le plus souvent, rien dans l'état de l'ombilic lui-même n'annonçait que les vaisseaux intra-abdominaux fussent malades. Cette rareté de l'omphalite détruit la théorie qui ferait naître à la peau du ventre la péritonite *neonato-*

rum. Je ne décris nulle part de phlébite ni d'artérite ailleurs que dans les vaisseaux ombilicaux. En vain j'ai suivi et ouvert tous les gros troncs veineux; jamais, même dans le cas de phlébite de la veine ombilicale, je n'ai trouvé de lésions de la veine cave. Je n'ai donc jamais pu vérifier le fait d'un phlébite gagnant de proche en proche.

Le péritoine est-il malade au niveau de l'ombilic? Voit-on là une vascularisation, une rougeur plus grande, des adhérences? Jamais rien de semblable. La péritonite *neonatorum*, la fièvre puerpérale, n'est pas un accident *local*. Le mot *inflammation* ne peut convenir ici. Il se forme du pus et des fausses membranes d'emblée dans la séreuse abdominale *tout entière*, même dans les bourses. La méningite est toujours, en pareil cas, purulente et généralisée... Les épanchements dans les plèvres et dans les articulations ne sont pas non plus franchement inflammatoires et ils sont purulents; que dire des abcès multiples, des infiltrations du pus dans les muscles?

J'aurais pu introduire, dans mes observations, le résultat de nombreuses analyses micrographiques, pour lesquelles mon excellent maître et ami, M. C. Robin, a bien voulu me prêter son assistance; mais cette question est vaste et m'entraînerait plus loin que je ne veux aller. Il me suffit de dire qu'il faut distinguer les altérations des caillots et les altérations des parois vasculaires, et que l'altération du caillot, qui n'est point une *suppuration*, est de beaucoup plus fréquente que celle des parois vasculaires elles-mêmes, ce qui n'empêche pas qu'on appelle indistinctement phlébite ou artérite ces deux espèces d'altérations. On trouvera toutes ces lésions décrites avec soin dans nos observations.

PÉRITONITE CHEZ LES MÈRES ET CHEZ LES ENFANTS.

Nous pensons qu'on ne lira pas sans intérêt le parallèle suivant entre les enfants et les mères.

Enfants.	*Symptômes.*	**Mères.**
Inappétence, fièvre, agitation, cris plaintifs.		Frisson, fièvre, agitation, cris.
Vomissements d'un liquide bilieux.		Vomissements d'un liquide bilieux.
Tuméfaction considérable et sensibilité exagérée du ventre.		Tuméfaction considérable et sensibilité exagérée du ventre.
Constipation.		Constipation (souvent).
Ictère (très-fréquemment).		Ictère (quelquefois).

Complications.

Enfants.		**Mères.**
Méningite (assez fréquente).		Méningite (quelquefois).
Pleurésie (rare).		Pleurésie (souvent).
Phlegmons (assez fréquents).		Abcès des muscles.
Pus dans les articulations (quelquefois).		Pus dans les articulations.
Érysipèle (souvent).		Érysipèle (souvent).

Marche.

Dure quatre ou cinq jours.		Dure quelquefois deux ou trois jours, quelquefois beaucoup plus longtemps.

Pronostic.

Mort certaine.		Mort probable.

Anatomie pathologique.

Épanchement de sérosité trouble et de fausses membranes dans le péritoine.		Épanchement de pus et de fausses membranes dans le péritoine.
Augmentation du volume de la rate.		Augmentation du volume de la rate.
Lésions des vaisseaux de l'ombilic.		Lésions des vaisseaux de l'utérus.

Prédispositions. — Conditions nécessaires.

Enfant nouveau-né.		Femme récemment accouchée.

DES CAUSES DE LA MALADIE, DE SA NATURE.

Que l'on suppose une épidémie de fièvre puerpérale régnant dans un hôpital ; que dans le foyer épidémique on introduise une femme récemment accouchée et un enfant nouveau-né, on aura précisément réuni les conditions les plus favorables au développement de la maladie.

On pourrait croire que l'épidémie a sévi plutôt contre les enfants dont les mères, avant l'accouchement, avaient séjourné pendant longtemps à l'hospice ; c'est le contraire qui est vrai. Il semble qu'il y ait là une loi d'acclimatation.

L'agent morbide est-il un virus ? C'est là une question que l'on peut soulever également à propos du choléra, du typhus, de la pourriture d'hôpital, question dont nous ne prétendons pas donner la solution. L'homme est un réactif qui décèle la présence d'une influence épidémique. Veut-on savoir s'il y a un courant électrique, qu'on prenne un électromètre ou une aiguille aimantée ; veut-on savoir si la fièvre puerpérale existe, veut-on la rendre visible, qu'on prenne des femmes grosses en grand nombre et qu'on les fasse accoucher à la Maternité ou à l'hôpital des Cliniques. Les instruments de cette expérience qui se fait chaque jour sont la femme en couches et l'enfant nouveau-né. Nous ne savons pas ce qu'est l'essence de la fièvre puerpérale, mais nous savons comment elle s'engendre. Personne ne doute, au fond, qu'il y a *quelque chose* qui produit la fièvre puerpérale. Il ne suffit pas pour cela de l'état puerpéral, il faut un élément étranger extérieur. Les lésions anatomiques n'expliquent rien ; elles sont les preuves matérielles du passage de la maladie, de ses ravages ; elles n'en sont pas cause, mais effet ; les lésions anatomiques sont le cadavre de la maladie, ce sont les coups qu'elle a portés ; les constater, ce n'est pas apprendre à connaître ou à guérir la maladie.

De la contagion.

La maladie est-elle contagieuse? se communique-t-elle de mère à enfant ou réciproquement, ou d'enfant à enfant? C'est une question importante et qui mérite assurément d'être examinée............. Le directeur de l'hospice de la Maternité, en 1853, conçut et réalisa l'idée de réunir dans un même berceau plusieurs enfants. Cette mesure avait pour but, disait-on, de simplifier le service et de maintenir plus facilement les enfants à une température suffisamment élevée. Pour cela on fit construire de petits lits de camp que l'on plaça dans les salles auprès des fourneaux; on y entassa cinq ou six enfants. Il m'est arrivé de retirer mort, du milieu des autres, un enfant qui peut-être avait succombé déjà depuis quelque temps. Plusieurs fois pareil fait est venu à ma connaissance. Il va sans dire que plusieurs enfants malades se sont trouvés côte à côte dans ce lit commun, et que des enfants sains étaient placés près d'eux. Un grand nombre de fois, au plus fort de l'épidémie, en soulevant le drap qui les recouvrait, j'en ai retiré un ou deux que je trouvais malades, et je faisais ainsi plus de place à ceux qui restaient. Si je relate ces faits, c'est uniquement pour montrer que jamais il n'y eut une occasion plus favorable pour étudier la *contagion.* Eh bien ! je suis resté convaincu que le *contact* ne transmettait pas la maladie et qu'elle pouvait se comprendre sans cela. Sans doute ces enfants, ainsi entassés, vivaient dans de mauvaises conditions; la fétidité des excrétions, les vomissements, les cris, l'insuffisance d'air respirable, le voisinage d'un cadavre ou d'un malade, sont des conditions de maladies en général, ou plutôt ce sont des conditions prédisposant aux maladies ; mais il y a loin de là à l'idée de spécificité et d'inoculation.

J'ai vu des enfants sains rester couchés pendant quarante-huit heures au contact d'un enfant atteint de péritonite, et continuer après cela à se bien porter. Cette expérience, je ne l'ai pas faite, je *ha-*

sard en est seul coupable, mais elle n'en est pas moins concluante. D'autre part, tandis que tous les enfants maintenus dans le berceau commun étaient sains, j'ai vu des enfants isolés, même entre les mains des nourrices, succomber à la péritonite, quoiqu'on les eût, dès leur naissance, transportés dans un corps de logis assez éloigné (dans la même maison) du centre épidémique.

Si l'on devait chercher la contagion, ce serait plutôt de la mère à l'enfant; or des enfants qui n'avaient pas touché leur mère depuis leur naissance et qui avaient été transportés dans un autre compartiment de l'hospice ont succombé à la péritonite. Quelques enfants mouraient, tandis que leur mère n'éprouvait aucun accident; d'autres vivaient intacts, tandis que leur mère, *dont ils n'avaient pas quitté le sein*, mourait à côté d'eux.

Et cependant, sur 30 cas de péritonite chez le nouveau-né, 10 fois la mère a succombé à la même maladie; il ne faut point douter que la maladie est commune à la mère et à l'enfant, et qu'elle les saisit ensemble (quelquefois), comme s'ils n'étaient qu'un seul être.

Nous avons dit les raisons qui nous faisaient regarder comme mal justifiée ici la théorie du *contact*; ajoutons encore que, sur 10 cas où le fœtus avait succombé à une péritonite, 3 fois la mère a succombé à la fièvre puerpérale, 6 fois elle a été exempte de tout symptôme morbide.

Épidémie.

Nous pensons qu'il serait superflu de démontrer que la péritonite puerpérale peut régner épidémiquement; l'ensemble de nos observations, rangées par ordre de date, forme la relation d'une épidémie.

Les variations de cette épidémie ont été assez remarquables, ainsi qu'on peut le voir par les chiffres suivants :

Mars et avril sont les mois pendant lesquels la mortalité a été le plus considérable ; juin et juillet, ceux où elle est tombée au chiffre le plus bas. Mais il n'y a pas rapport entre le nombre des enfants morts et le nombre des péritonites. Ainsi, en mars, il est mort 40 enfants, dont *pas un seul* n'était atteint de péritonite ; et cependant, en mars également, 20 femmes succombèrent à la fièvre puerpérale (le mois de mars est celui pendant lequel il y a eu le plus grand nombre d'accouchements).

En septembre au contraire, 23 enfants sont morts, parmi lesquels 10 (presque la moitié) étaient atteints de péritonite ; et dans ce même mois, 13 femmes ont succombé à la péritonite ; sur ces 13 femmes, 4 étaient mères d'enfants atteints de péritonite.

En novembre, nous comptons 20 décès de femmes et 25 décès d'enfants ; 3 mères et 7 enfants ont succombé à la péritonite. Les saisons ne paraissent pas avoir exercé une influence notable sur la marche de l'épidémie.

La forme de l'affection a varié. En octobre, nous avons noté une forme particulière que nous avons appelée septicémique.

On trouvera plus loin 40 observations de péritonite, dont 30 chez des enfants nouveau-nés et 10 chez des fœtus ; l'observation de la mère accompagne toujours celle de l'enfant ou du fœtus. Nos observations ont été rangées suivant leur date, c'est-à-dire que nous nous sommes contenté de copier ces observations dans nos cahiers, à la suite l'une de l'autre, depuis le mois de mars jusqu'au mois de décembre 1853. Cet ordre nous a paru être le plus naturel et le meilleur ; en effet, on suivra ainsi l'épidémie à mesure qu'elle se déroulera, et si les faits appartenant à une même époque ont une physionomie commune, on la saisira facilement. Telles sont les raisons qui nous ont décidé à ne pas intervertir les dates.

Voici quel est l'ordre suivi dans nos descriptions : nous mettons en titre l'âge de l'enfant ; puis nous indiquons l'âge, les conditions de santé habituelle de la mère, les circonstances qui ont été remarquées pendant sa grossesse, la nature de son accouchement, ses suites de couches, etc.; en un mot, nous relatons l'observation de la mère...

Ainsi, dès le début, on embrasse d'un seul coup d'œil l'état de la mère et celui de l'enfant. Ce parallèle est fait sans beaucoup d'art; il n'y a pas là de rapprochement forcé, les faits parlent d'eux-mêmes, et quand nous écrivons:

« La mère a succombé à une péritonite le troisième jour,

« L'enfant a succombé à une péritonite le troisième jour, nous ne faisons même pas suivre ces deux phrases de réflexions propres à en faire ressortir l'importance, pensant bien que le rapprochement de ces deux lignes suffit et peut se passer de commentaires. A la fin de chaque observation, nous avons placé presque toujours un petit résumé où, en quelques mots, nous indiquons les traits les plus saillants.

On pourra remarquer que nos observations n'ont pas été retouchées; elles se ressentent quelquefois d'un certain mépris pour la forme et pour l'ordre, que l'on nous pardonnera, si l'on considère que toutes nos observations ont été écrites à l'amphithéâtre, sur place, et d'après nature, et que, par un scrupule peut-être exagéré, nous n'avons voulu rien y changer. Lorsque, en transcrivant une observation, nous y avons trouvé des lacunes, nous n'avons pas cherché à les combler.

Nous regrettons et l'on nous reprochera sans doute d'avoir donné trop peu d'étendue à la description des symptômes de la maladie, tandis que nous nous complaisons longuement dans les détails de l'autopsie. Peut-être aurions-nous pour excuse la tendance anatomique de notre époque; mais nous avons agi ainsi en réalité, pour les raisons suivantes:

Fixer la véritable nature des lésions caractéristiques de cette maladie nous a paru être le premier but à atteindre. Dans quelques cas, nous n'avons pas vu nous-même les enfants vivants; nous ne pouvions décrire que leur cadavre, le plus grand nombre de ces enfants appartenaient à un service (le plus beau des hôpitaux de Paris) confié à des sages-femmes, et où nous n'avions pas facilement accès. Pendant longtemps nous n'avons connu la péritonite qu'à la salle des morts; de là nous sommes remonté aux infirmeries pour chercher cette maladie, et nous l'y avons trouvée. Quand l'occasion de voir sur le vivant la péritonite s'est présentée à nous, nous l'avons saisie avec empressement, et l'on verra, par nos observations, que cette occasion s'est présentée assez fréquemment. En général, nous décrivons brièvement la marche et les symptômes de la maladie; qu'on nous permette à ce sujet quelques réflexions.

Les maladies des enfants nouveau-nés ne peuvent pas être observées en détail et avec précision comme celles des adultes. On ne décompose pas, on n'analyse pas les symptômes d'une maladie chez un nouveau-né; on en prend d'abord une idée par l'aspect général de l'enfant, par l'état de ses fonctions, par le cachet imprimé sur sa physionomie; on procède un peu en artiste. On ne se sert ici ni du stéthoscope ni du plessimètre, on ne regarde pas la langue, on ne tâte pas le pouls. Un nouveau-né ne saurait être assis, ni cesser de crier quand on l'ausculte; comment savoir s'il *a eu* du frisson, s'il *a* souffert? Et puis, il faut le dire, on reconnaît de suite la maladie dont nous parlons, et ce n'est pas par l'analyse qu'on la reconnaît; d'ailleurs nous nous sommes souvent demandé à quoi mènerait un examen prolongé, inutile et pénible pour l'enfant. A diagnostiquer sans doute, avec une précision qui ne profite pas à l'enfant, des lésions qu'on pourra décrire à loisir après la mort, puisque malheureusement la mort est certaine. Cependant, même sous le rapport de la séméiologie, quelques-unes de nos observations sont assez complètes, et nous pensons qu'on pourra, après les avoir lues, prendre une idée assez exacte des signes de la maladie. Faut-il ajouter que, si aucune de nos observations n'est complète, cela tient à ce que tous les caractères de la maladie ne se trouvent jamais réunis en même temps sur un seul individu?

Il y a des préoccupations qu'on retrouvera exprimées dans chacune de nos observations, comme celles-ci par exemple : « Il ne faut « pas rechercher dans des causes accidentelles, traumatiques, la rai« son de la péritonite.... Expliquer cette maladie par le frottement des « linges sur l'ombilic, par un refroidissement, ou par quelque autre « cause de ce genre, c'est tomber dans l'erreur des gens du monde, « qui attribuent toujours les maladies à une cause directe, immédiate, « extérieure, etc., etc. La mère et l'enfant deviennent malades le « même jour, de la même manière. La forme de la maladie varie « à différentes époques ; il y a des recrudescences dans l'épidémie. »

Je ne fais qu'indiquer ici ces réflexions, qui sont quelquefois longuement développées dans nos observations.

TABLE

DES

OBSERVATIONS DE PÉRITONITE

CHEZ LES ENFANTS NOUVEAU-NÉS ET CHEZ LES MÈRES.

Obs. Ire. — Péritonite chez un enfant du poids de 3,000 gr., né le 30 mars, mort le 7 avril (a vécu 7 jours).

La mère n'a pas été malade.

Obs. II. — Péritonite chez un enfant du poids de 2,500 gr., né le 25 avril, mort le 4 mai (a vécu 9 jours).

La mère, atteinte de péritonite, est morte le 2 mai.

Obs. III. — Péritonite chez un enfant du poids de 2,100 gr., né le 26 mai, mort le 7 juin (a vécu 11 jours).

La mère a éprouvé quelques accidents sans gravité.

Obs. IV. — Péritonite chez un enfant du poids de 3,500 gr., né le 12 août, mort le 22 août (a vécu 10 jours).

La mère a été malade....; fièvre, épanchement pleurétique.

Obs. V. — Péritonite chez un enfant pesant 2,800 gr., né le 18 août, mort le 27 août (a vécu 9 jours).

La mère n'a pas été malade.

Obs. VI. — Péritonite chez un enfant pesant 2,500 gr., né le 27 août, mort le 3 septembre (a vécu 6 jours).

La mère n'a pas été malade.

Obs. VII. — Péritonite chez un enfant pesant 3,350 gr., né le 25 août, mort le 3 septembre (a vécu 8 jours).
La mère, atteinte de péritonite, est morte le 4 septembre.

Obs. VIII. — Péritonite chez un enfant pesant 3,200 gr., né le 31 août, mort le 6 septembre (a vécu 5 jours).
La mère n'a pas été malade.

Obs. IX. — Péritonite chez un enfant pesant 3,500 gr., né le 5 septembre, mort le 10 septembre (a vécu 5 jours).
La mère n'a pas été malade.

Obs. X. — Péritonite chez un enfant pesant 3,500 gr., né le 5 septembre, mort le 12 septembre (a vécu 7 jours).
La mère n'a pas été malade.

Obs. XI. — Érysipèle et péritonite chez un enfant du poids de 3,500 gr., né le 15 août, mort le 13 septembre (a vécu 1 mois).
La mère a eu une péritonite et une pleurésie... ; elle a guéri.

Obs. XII. — Péritonite chez un enfant à terme, né le 8 septembre, mort le 17 septembre (a vécu 10 jours).
La mère n'a pas été malade.

Obs. XIII. — Méningite et péritonite chez un enfant nouveau-né, pesant 3,150 gr., né le 10 septembre, mort le 19 septembre (a vécu 9 jours).
La mère a succombé à une péritonite le 17 septembre.

Obs. XIV. — Érysipèle et péritonite chez un enfant pesant 3,200 gr., né le 19 septembre, mort le 26 septembre (a vécu 7 jours).
La mère a succombé à une péritonite le 25 septembre.

Obs. XV. — Péritonite chez un enfant du poids de 3,000 gr., né le 20 septembre, mort le 29 septembre (a vécu 9 jours).
La mère n'a pas été malade.

Obs. XVI. — Péritonite chez un enfant pesant 3,000 gr., né le 29 septembre, mort le 1ᵉʳ octobre (a vécu 2 jours).

La mère a succombé à une péritonite le 5 octobre.

Obs. XVII. — Méningite et péritonite chez un enfant pesant 3,600 gr., né le 21 septembre, mort le 5 octobre (a vécu 14 jours).

La mère a été malade ; elle a survécu.

Obs. XVIII. — Péritonite chez un enfant du poids de 3,000 grammes, né le 2 octobre, mort le 12 octobre (a vécu 10 jours).

La mère a eu une infection purulente… ; elle a survécu.

Obs. XIX. — Péritonite chez un enfant né à terme le 8 octobre, mort le 14 octobre (a vécu 6 jours).

La mère a été malade…. ; elle a survécu.

Obs. XX. — Péritonite chez un enfant pesant 2,300 grammes, né le 16 octobre, mort le 21 octobre (a vécu 5 jours).

La mère n'a pas été malade.

Obs. XXI. — Péritonite, convulsions chez un enfant du poids de 3,200 grammes, né le 30 octobre, mort le 2 novembre (a vécu 3 jours).

La mère a succombé à une péritonite le 2 novembre.

Obs. XXII. — Péritonite chez un enfant pesant 2,650 grammes, né le 30 octobre, mort le 3 novembre (a vécu 4 jours).

La mère a succombé à une péritonite le 3 novembre.

Obs. XXIII. — Péritonite chez un enfant pesant 3,450 grammes, né le 1ᵉʳ novembre, mort le 8 novembre (a vécu 8 jours).

La mère a été atteinte de fièvre puerpérale (observation non suivie…).

Obs. XXIV. — Péritonite chez un enfant du poids de 2,900 grammes, né le 31 octobre, mort le 10 novembre (a vécu 10 jours).

La mère a succombé à une péritonite le 7 novembre.

Obs. XXV. — Péritonite chez un enfant pesant 2,500 grammes, né le 9 novembre, mort le 18 novembre (a vécu 9 jours).

La mère n'a pas été malade.

Obs. XXVI. — Péritonite chez un enfant pesant 3,000 grammes, né le 17 novembre, mort le 23 novembre (a vécu 5 jours).

La mère n'a pas été malade.

Obs. XXVII. — Péritonite chez un enfant pesant 3,450 grammes, né le 16 novembre, mort le 26 novembre (a vécu 10 jours).

La mère n'a pas été malade.

Obs. XXVIII. — Péritonite chez un enfant du poids de 2,750 grammes, né le 22 novembre, mort le 1er décembre (a vécu 8 jours).

La mère a succombé à une péritonite le 28 novembre.

Obs. XXIX. — Péritonite chez un enfant pesant 3,025 grammes, né le 22 novembre, mort le 2 décembre (a vécu 10 jours).

La mère n'a pas été malade.

Obs. XXX. — Méningite et péritonite chez un enfant du poids de 4,000 grammes, né le 4 décembre, mort le 11 décembre (a vécu 7 jours).

La mère n'a pas été malade.

Ainsi, sur 30 enfants nés au terme normal qui ont succombé à la péritonite simple ou compliquée dans les premiers jours qui ont suivi leur naissance, 15 mères ont été atteintes de différents accidents puerpéraux, 10 ont succombé, c'est-à-dire un tiers $= {}^{10}/_{30}$.

Ces chiffres n'ont pas besoin de commentaires.

OBSERVATION Iʳᵉ.

Péritonite chez un enfant nouveau-né.

S..., né le 30 mars 1853, à six heures du matin, mort le 7 avril, à six heures du matin. Poids, 3,000 grammes.

La mère, âgée de vingt-trois ans, primipare, est accouchée naturellement ; elle n'a pas été malade.

Nous n'avons pas vu cet enfant pendant sa vie.

Autopsie (8 avril 1853).

Cet enfant est fort, bien conformé, d'une taille au-dessus de la moyenne. On remarque :

1° Une contracture notable des membres.

2° Un œdème considérable du pied gauche et une tuméfaction de la jambe gauche. On ne trouve rien de semblable aux autres membres, ni sur le tronc ou à la face.

Cette tuméfaction est causée par une infiltration de sérosité dans le tissu cellulaire et par un état œdémateux des muscles.

Phlegmon. Faut-il voir là le commencement ou point de départ d'un phlegmon, c'est ce que nous ne saurions affirmer.

De larges plaques violettes qui se voient sur toute la surface du cadavre, principalement à la face, annoncent une sorte de putréfaction prématurée.

Les mamelles sont un peu tendues, l'auréole est bien dessinée ; quand on les incise, on en exprime une quantité relativement assez considérable de lait.

Cavité abdominale. Une cuillerée (12 grammes) de sérosité rousse est contenue dans la cavité séreuse de l'abdomen.

Les intestins, à leurs points de contact, sont recouverts par des fausses membranes qui les font adhérer mollement entre eux. Ces fausses membranes sont facilement détachées ; elles ont peu de densité, elles sont blanches. Une partie du gros intestin (*S* du côlon) adhère au péritoine pariétal par une couche de fausses membranes peu épaisses et peu résistantes. La surface convexe du foie est tapissée par un produit morbide de même nature, jaunâtre, peu épais, presque transparent ; il existe de même des adhérences molles entre le foie et le diaphragme.

La rate est aussi, sur sa face convexe, recouverte de fausses membranes ; il n'y a pas ici, comme dans les péritonites des femmes adultes, du pus liquide épanché en grande quantité. Si l'on presse sur les bourses, on fait refluer dans la cavité abdominale, par le canal inguinal du côté droit resté perméable, un liquide séreux roux, contenant des corpuscules albuminoïdes.

Nous avons dû porter notre attention sur l'ombilic qui a été signalé comme étant le point de départ de la péritonite chez les enfants nouveau-nés. Voici le résultat de notre examen.

1° Dans l'abdomen, le péritoine, au niveau de l'ombilic, ne présente aucune apparence morbide; il n'est ni rougi, ni taché, ni décollé. Les artères et la veine ombilicale ont leur volume et leur forme normale. A l'extérieur, l'ombilic est tel qu'on doit le trouver dans l'état normal, huit jours après la naissance, c'est-à-dire ridé, rétracté, bouché à son centre par une substance agglutinante, débris de la gélatine de Warthon.

La cupule ombilicale contient un détritus grisâtre comme d'habitude, et l'on y voit les extrémités de la veine et des deux artères. La veine y est béante, mais son extrémité est déchiquetée et ses parois roulées, tendant à s'accoller; le calibre de la veine est rempli d'une matière puriforme sanieuse, jusqu'à un demi-centimètre au-dessous de l'ombilic où commence un caillot obturateur rouge, dense, peu épais, lequel se prolonge jusque dans le foie. Là on trouve un caillot fibrineux, volumineux, occupant la veine ombilicale jusqu'au voisinage du canal veineux. Ce caillot est ramolli et suppuré en grande partie sans que la membrane interne de la veine présente aucun caractère morbide. Si l'on racle cette membrane, on en retire une substance puriforme qui est le produit de la désorganisation du caillot. L'extrémité du caillot qui est le plus rapprochée du canal veineux est ferme, solide, blanche, et paraît saine.

Tout le tronc de la veine porte et sa division dans le lobe droit du foie contiennent, comme d'habitude, du sang noir liquide, mais les ramifications de la division gauche de la veine porte, qui aboutissent à la veine ombilicale, sont obturées par des caillots fibrineux peu adhérents et non suppurés.

Le tissu du foie est sain.

Le canal veineux est fermé.

Nous avons suivi avec soin les deux veines caves, depuis leurs divisions terminales jusqu'au cœur; elles contiennent du sang noir coagulé et ne semblent pas avoir été malades. Le trou de Botal est encore assez large pour que le mélange des deux sangs fût possible; le ventricule du cœur contient un peu de sang coagulé, noir; le ventricule gauche est vide; le canal artériel est presque fermé.

Artères ombilicales. Elles se terminent en s'effilant à l'ombilic, et leurs extrémités déchiquetées tendent à se rouler en cônes; le caillot obturateur est pâle,

mou, se déchire facilement, il est peu adhérent aux parois du vaisseau ; il des
cend jusqu'au tiers inférieur des artères. Quant au tissu artériel lui-même, il
n'est nullement altéré.

Nous ne voyons pas quel rapport de continuité ou de contiguïté pourrait faire
croire ici que l'état des vaisseaux ombilicaux (ou plutôt de leurs caillots) est
cause de la péritonite. En effet, sur la peau de l'abdomen et dans l'ombilic lui-
même, il n'y a aucune trace de phlegmasie ; il n'y en a pas non plus sur le péritoine
dans la région ombilicale. Il nous paraît que la péritonite, et la désorganisation des
caillots de la veine des artères ombilicales, sont le résultat d'une cause *générale*.

Les intestins ne sont pas congestionnés, ils n'offrent aucune lésion ; l'estomac
est sain, il contient de la matière caséeuse.

La vessie est vide.

Les plèvres sont saines, les poumons sont un peu engoués ; le cerveau, les
méninges, n'ont présenté aucune altération appréciable.

Résumé.

Cet enfant, né d'une mère saine, a succombé à une péritonite ; il
avait un phlegmon de la jambe. On trouva, à l'autopsie, une lésion
des vaisseaux ombilicaux.

OBSERVATION II.

Péritonite chez un enfant né le 25 avril, mort le 4 mai.
La mère, atteinte de péritonite, est morte le 2 mai.

La fille P..., primipare, âgée de dix-neuf ans, est entrée, le 25 avril, à la Maison
d'accouchements, et y est accouchée le même jour, après un travail de cinq
heures, régulier, d'un enfant du sexe féminin, vivant, du poids de 2,500 grammes
(5 livres).

La délivrance se fit bien ; l'enfant fut en contact avec sa mère pendant vingt-
quatre heures ; au bout de ce temps-là, la mère fut prise de violents frissons et
présenta bientôt tous les symptômes de la péritonite puerpérale. Son enfant lui
fut retiré. Elle succomba le 2 mai 1853 ; l'autopsie nous montra une péritonite
bien caractérisée.

L'enfant ne tarda pas à devenir malade ; il présenta, comme la mère, les symptômes d'une péritonite :

11

Tension et sensibilité extrême du ventre ;

Sécheresse de la langue,

Il fut signalé à notre attention par M. Danyau.

Il succomba le 4 mai (il ne nous avait été montré que dans les derniers moments).

Autopsie de l'enfant (5 mai).

Pâleur de la face ;

Tuméfaction du ventre ;

Contracture des membres.

La cavité abdominale étant ouverte, il s'en écoule environ 40 grammes de liquide roussâtre, trouble, tenant en suspension des fausses membranes molles ; ce liquide a les mêmes apparences que celui qu'on trouve dans la péritonite des femmes adultes.

Toute la face convexe du foie, soit dans sa partie antérieure en rapport avec la paroi abdominale, soit dans sa partie diaphragmatique, est couverte d'une fausse membrane mince, adhérente, assez ferme, d'une couleur blanche. Le péritoine pariétal est couvert aussi de fausses membranes dans les points où elles manquent sur le foie, d'où résulte la preuve qu'il y avait adhérence entre le foie et la paroi abdominale ; la face inférieure du foie, la face antérieure de l'estomac, sont également couvertes de fausses membranes.

Les intestins sont gonflés par des gaz ; ils sont congestionnés non à leur face interne, mais sous la séreuse, et surtout aux points de tangence ; ils sont, en beaucoup de points, adhérents entre eux par l'intermédiaire de fausses membranes molles. Ces fausses membranes, soit libres, soit adhérentes, sont surtout abondantes dans le bassin, autour de l'*S* iliaque et de l'utérus ; les intestins contiennent des matières stercorales à leur partie inférieure ; l'estomac est au cinquième seulement rempli d'un liquide muqueux et *bilieux*.

Si l'on examine la veine ombilicale dans le foie, on y trouve un détritus grisâtre, puriforme ; la veine porte contient un caillot sanguin rouge qui en occupe seulement la partie transversale ; quant à la division gauche qui se continue avec la veine ombilicale, on y voit les orifices des branches veineuses qui se distribuent au lobe gauche du foie, obstruées par de petits caillots fibrineux non adhérents ; le canal veineux est oblitéré ; les veines sus-hépatiques sont saines ; le foie n'offre aucune altération de tissu ; la veine ombilicale, hors du foie, est occupée par un caillot fibrineux ramolli et par du pus ou une substance puriforme qui tapisse sa membrane interne ; cette membrane interne est pâle, blafarde, non vascularisée.

La veine est béante, et ses parois paraissent épaissies ; elle se termine dans l'ombilic par un pédicule mince, grêle, qui retient encore le cordon ombilical desséché.

Les deux artères aboutissent aussi à ce pédicule de la façon ordinaire; elles sont petites, non tuméfiées, non noueuses, non congestionnées. Elles contiennent un long cylindre fibrineux adhérent, un peu coloré, et assez ferme en bas, mais qui va se ramollissant à mesure qu'on approche de l'ombilic, si bien qu'à 2 centimètres de cet anneau, les artères ne contiennent que des détritus de caillot; elles ont là aussi une teinte grisâtre, blafarde.

L'ombilic, auquel est encore appendu le cordon, et la paroi abdominale, ne présentent aucune trace de phlegmasie.

Les deux cœurs contiennent du sang noir presque diffluent.

Les plèvres, les poumons, sont sains.

Le cerveau et les méninges ne présentent aucune lésion.

Réflexions.

Une femme, jeune et bien portante, accouche et meurt à la suite d'une péritonite.

L'enfant succombe à une péritonite.

On trouve, à l'autopsie, des lésions des vaisseaux ombilicaux.

OBSERVATION III.

Péritonite chez un enfant né le 26 mai, mort le 7 juin.
La mère a éprouvé quelques accidents sans gravité.

La fille G..., primipare, âgée de vingt-deux ans, est entrée à la Maternité le 25 mai, et est accouchée le 26 naturellement, d'un enfant vivant, du poids de 2,100 gr. (avant terme); elle a eu de la fièvre et des douleurs abdominales. Elle a quitté l'hospice, convalescente, le 13 juin.

L'enfant n'a pas été vu par nous pendant sa vie.

Autopsie de l'enfant (8 juin, à une heure).

Enfant petit et chétif, paraissant né un mois au moins avant le terme. La peau est jaune (ictère); on n'y voit pas de desquamation.

Le ventre n'est pas tuméfié, la cavité abdominale contient environ 10 grammes de sérosité jaunâtre assez liquide; on distingue à la face convexe de la rate une fausse membrane molle qui se roule sous le doigt; quelques filaments longs et grêles, formés d'une matière plastique jaunâtre, se voient entre les circonvolutions intestinales; le péritoine pariétal est, en certains points, très-rouge, congestionné, et recouvert de fausses membranes filamenteuses très-ténues. Nous ne pouvons méconnaître les signes d'une péritonite récente peu étendue : il n'y a pas de fausses membranes sur le foie; les intestins sont congestionnés et un peu gonflés par des gaz. C'est entre la vessie et le rectum, dans l'excavation pelvienne, que les fausses membranes sont le plus épaisses et le plus larges.

La rate a 0,06 de longueur, et 0,015 d'épaisseur (plus grosse que dans l'état normal).

Les testicules sont descendus dans les bourses, et les canaux inguinaux sont fermés.

Les reins sont congestionnés.

Système ombilical. — L'ombilic n'est pas saillant; son ouverture extérieure est fermée tant par une substance puriforme desséchée, qui fait adhérer entre elles les lèvres de l'ouverture, que par des débris d'ouate qui sont agglutinés par cette substance puriforme. Si l'on enlève cette croûte, on aperçoit une cavité au fond de laquelle se trouve du pus épais.

A la partie supérieure de cette cavité, qui n'est autre chose que la cupule ombilicale (cul-de-sac ombilical), se voit un mamelon conique, qui est l'extrémité de la veine froncée, plissée, revenue sur elle-même. Examinée dans toute sa longueur jusque dans le foie, cette veine est trouvée vide et parfaitement saine; nulle part, ni au dehors de la veine ni dans son tissu, nous ne pouvons constater une apparence d'altération.

Les artères ombilicales sont disséquées avec soin depuis le bassin jusqu'à l'ombilic. Nous constatons d'abord que le péritoine et le tissu cellulaire sous-péritonéal, sur leur trajet, ne présentent aucune trace de phlegmasie (circonstance qui a une valeur assez grande).

Vers le milieu de l'artère ombilicale, du côté gauche, nous trouvons un caillot *obturateur* adhérent, caillot cylindrique, ferme et résistant, de couleur rose; sa longueur est d'un demi-centimètre environ : il obture complétement le vaisseau. Au-dessus, nous entrons dans un canal plus large, qui est celui de l'artère malade à ce niveau; là les parois sont molles, blanches, gonflées, couvertes d'un liquide purulent. A l'extrémité terminale de l'artère, au niveau du cul-de-sac ombilical, l'artère est amincie et ulcérée, tendant à se détacher de l'ombilic.

La même observation est faite à droite.

Nous voyons ici la démonstration qu'une péritonite peut avoir lieu chez le fœtus sans que la veine ombilicale soit aucunement malade. Quant à l'état des artères, il faut y voir une exagération et une modification du travail qui s'accomplit normalement dans ces vaisseaux quelques jours après la naissance. Les artères sont malades, et les caillots se fondent, à leur extrémité, en un détritus puriforme; cependant le péritoine ni le tissu cellulaire environnant ne portent de traces de phlegmasie : il n'y a rien qui ressemble à une péritonite partielle, à une inflammation par voisinage. D'une autre part, le pus contenu à l'extrémité des artères ne communique nullement avec le torrent circulatoire, puisqu'un caillot obturateur (physiologique) est placé entre l'artère hypogastrique et la terminaison de l'artère ombilicale; quant à la veine, elle est saine, vide, bouchée à son extrémité.

Nous pensons que, sous l'influence d'un état général morbide, le travail d'élimination et de réparation qui s'opère à l'ombilic est modifié, tout comme on voit, sous une influence générale, les plaies présenter un caractère insolite, la cicatrisation être arrêtée, interrompue, les caillots se ramollir dans les artères, à la suite d'une opération chirurgicale, si le malade est frappé d'infection putride ou purulente; et ce n'est pas seulement alors la plaie des moignons qui prendra ce caractère, les surfaces des vésicatoires, les plaies des saignées, etc., offriront le même aspect. Chez un fœtus malade, on ne peut supposer que les vaisseaux ombilicaux soient dans de bonnes conditions pour accomplir leur travail de cicatrisation. Faut-il, de ce qu'il y a du pus dans l'ombilic et à l'extrémité des artères ombilicales, conclure que là est le point de départ de la péritonite ? Cela ne nous paraît justifié par aucune raison.

1° Il n'y a pas d'érysipèle sur l'abdomen,

2° Pas de gonflement de l'ombilic,

3° Pas de traces de péritonite locale dans le voisinage des vaisseaux,

4° La vessie est absolument saine;

5° Ce même état des artères ombilicales se rencontre fréquemment chez des fœtus qui ont succombé à des affections *différentes*.

Le travail qui s'accomplit dans ces vaisseaux après la naissance tient le milieu entre l'état physiologique et l'état pathologique; la plus légère affection morbide du fœtus rompt cet équilibre, et le travail passe à l'état pathologique.

Les poumons, le cœur, les veines caves, la veine porte, le canal artériel, etc., n'ont rien offert d'anormal ni de morbide.

Le cerveau et les méninges sont exempts de lésions.

OBSERVATION IV.

Péritonite chez un enfant né le 12 août, mort le 22 août.
La mère a été malade (fièvre, épanchement pleurétique).

Le 12 août 1853, est né un enfant du sexe féminin, du poids de 3,500 grammes (7 livres), bien conformé et vivace. Il cria aussitôt après sa naissance, et le jour même il prit le sein. Le travail de l'accouchement avait duré quatre heures. La mère, âgée de vingt ans (F...), était entrée à l'hospice quelques heures seulement avant d'accoucher; elle paraissait bien portante. L'accouchement n'offrit aucune particularité digne de remarque; l'enfant présentait le sommet de la tête en première position; le placenta fut extrait sans difficulté : il était sain. Pendant les premiers jours, l'enfant fut confié aux soins de sa mère; cependant cette femme tomba malade le quatrième jour : elle eut des frissons et des douleurs de ventre. On crut au début d'une péritonite, et l'on appliqua des sangsues sur le ventre, en même temps qu'on retirait du sang par la phlébotomie. Transportée à l'infirmerie, elle y fut traitée pour un épanchement pleurétique du côté gauche.

Elle quitta l'hospice, le 24 août, dans un état de santé qui n'était pas encore la convalescence.

L'enfant avait été confié à une nourrice, cette femme nous l'apporta au bout de deux jours (une semaine après la naissance). Il avait alors un érysipèle de la face, il refusait le sein. Force nous fut de le garder à l'infirmerie et de tâcher de l'alimenter artificiellement. Nous observâmes chez lui les symptômes suivants :

Tension du ventre, quelques garde-robes verdâtres; vomissements d'un liquide vert porracé, qui s'échappait avec force à la fois par la bouche et par les narines; altération des traits, extinction de la voix.

L'infirmière qui a soigné cet enfant disait naïvement que «cet enfant avait la même maladie que les femmes en couches.»

Il mourut le 22 août, à une heure du matin.

Autopsie pratiquée le 23 août, à trois heures du soir, trente-deux heures après la mort, par un temps d'orage.

Le cadavre est celui d'un enfant fort et bien constitué qui a succombé à une maladie aiguë. La décomposition cadavérique a été prompte : l'épiderme se laisse enlever en plusieurs points, l'abdomen a une teinte verte.

La paroi abdominale ayant été incisée, il s'écoule hors de la cavité péritonéale une quantité de liquide qui peut être évaluée à 15 ou 20 grammes; ce liquide est trouble, d'une couleur brune rougeâtre, et tient en suspension des corpuscules blancs albuminoïdes. Les intestins ne contiennent pas une grande quantité de gaz.

La seule présence du liquide trouble, tenant en suspension des flocons albumineux, dénote une péritonite. L'examen attentif de la cavité séreuse confirme pleinement cette opinion; en effet, en soulevant le foie, on voit que sa face inférieure est tapissée par une fausse membrane grisâtre, de formation récente, épaisse, et se roulant sous le doigt. Des fausses membranes semblables se voient entre plusieurs anses intestinales, entre l'utérus et le rectum et entre la vessie et l'utérus. La rate est, à sa face convexe, en partie recouverte par des dépôts de même nature, que l'on racle facilement avec l'ongle. Les intestins sont, sous la séreuse, congestionnés, et leurs vaisseaux forment des arborescences remarquables; le péritoine pariétal présente une apparence analogue (rougeur), produite par le développement d'un grand nombre de petits vaisseaux. Les intestins n'offrent à leur surface muqueuse aucune lésion; ils contiennent une matière jaunâtre peu abondante et un mucus poisseux. L'estomac est tellement ramolli dans ses parties déclives (grand cul-de-sac), qu'il se déchire facilement. Cette altération nous a paru être cadavérique; ce viscère ne contient pas de liquide bilieux.

La rate a 0,06 de longueur,
      0,01 d'épaisseur, } un peu plus qu'à l'état normal.

Les reins sont ramollis par la décomposition cadavérique, mais ils ne sont le siége d'aucune lésion essentielle.

On remarque que la veine ombilicale est très-grosse et d'une couleur ardoisée; elle est cylindrique et non aplatie, et paraît contenir un caillot. Le foie est disséqué avec soin. Prenant la veine cave inférieure à son entrée dans l'oreillette droite, nous la suivons jusqu'au-dessous du foie; cette veine est saine, elle contient du sang liquide et quelques caillots noirs, mous. Nous examinons avec le même soin les veines sus-hépatiques et la veine porte dans le foie. Ces vaisseaux présentent leurs caractères normaux; ils sont vides. En suivant la veine porte, nous pénétrons dans la veine ombilicale, après avoir constaté que le canal veineux est oblitéré; à peine à sa sortie du foie, la veine ombilicale est obturée en partie par un caillot cylindrique d'un petit volume qui adhère assez fortement aux parois. La condensation, l'élasticité, la couleur rouge pâle de ce caillot, nous font penser qu'il date de plusieurs jours et qu'il était destiné à oblitérer la veine; l'extrémité de ce caillot est arrondie, un peu plus grosse que le reste; à 1 centimètre plus haut, la veine est dilatée, le caillot est interrompu, fondu

sans doute, et baigné dans une matière purulente grisâtre, mêlée de quelques
stries sanguines ; au-dessous, la membrane interne est noirâtre, d'une teinte ardoisée, grenue. On suit la veine jusque dans l'anneau ombilical ; elle contient du
pus, on n'y trouve plus de caillot. Le péritoine formé à la veine, au point où elle
se redresse pour plonger dans l'anneau, une sorte de gaine ; à ce niveau, on ne
voit point de phlegmon dans le tissu cellulaire sous-péritonéal ni de péritonite
locale.

Le cordon ombilical est tombé, l'ombilic est froncé ; la veine est fermée à son
extrémité dans l'ombilic par l'adhérence de ses parois accolées. Il n'y a nul contact entre le pus renfermé dans la veine et les parties voisines. Le pourtour de
l'ombilic n'offre aucune trace de phlegmasie ; l'ombilic présente ses caractères
normaux. Au dehors, on voit la peau froncée circulairement ; autour, sont quelques débris du cordon. Au centre, est la cupule ombilicale, humide, d'une
teinte grisâtre, telle que nous la rencontrons constamment à cette époque de la
vie (dix jours après la naissance) ; au fond, l'extrémité dentelée de la veine ombilicale. En face, un peu au-dessous, les deux extrémités des artères ombilicales
fermées comme la veine.

Les artères ombilicales ne contiennent pas de pus, on les trouve toutes deux
accolées à l'anneau ombilical ; leurs extrémités sont blanches, ramollies, déchiquetées, comme macérées ; dans le bassin, elles sont vides.

Dans leur trajet, elles contiennent l'une et l'autre un caillot cylindrique, dense,
très-adhérent, normal, lequel les obstrue complétement ; il s'effile à ses deux
extrémités ; il ne monte pas jusqu'à la terminaison des artères à l'ombilic ; il s'arrête à un demi-centimètre au-dessous, juste au point où commence l'extrémité
blanche, mince, ramollie, des artères.

La vessie est vide, saine, pâle.

Les plèvres sont vides, les poumons sont sains.

Le trou de Botal n'est pas fermé ; le canal artériel est large, perméable.

Le cerveau est mou, il n'offre aucune lésion vitale.

Les méninges sont saines.

Réflexions.

La région ombilicale n'est le siége d'aucune phlegmasie ni sur la
peau ni au niveau du péritoine. On trouve du pus dans la terminaison de la veine ombilicale, mais un caillot obturateur ferme et
adhérent empêche toute communication de ce foyer avec le torrent
circulatoire.

L'enfant qui fait le sujet de cette observation a eu un érysipèle de la face au début de sa maladie. Il n'est pas rare non plus de voir, chez les femmes atteintes de fièvres puerpérales, l'érysipèle être une des manifestations de cette affection. Le siége de l'érysipèle peut varier ; nous l'avons rarement observé aux environs de la vulve. Ce n'est pas un érysipèle traumatique ; il se montre quelquefois avant l'accouchement. De même, chez l'enfant nouveau-né, son siége peut être partout ailleurs qu'aux environs de l'ombilic. Aussi, alors même qu'il affecterait ce siége, ne faudrait-il pas en conclure, une péritonite survenant ensuite, que cette péritonite a eu *pour cause* un érysipèle dans le voisinage de l'ombilic. La péritonite peut survenir tout aussi bien à la suite d'un érysipèle de la face, et ces deux maladies peuvent naître simultanément sous une même influence.

OBSERVATION V.

Péritonite chez un enfant né le 18 août, mort le 27 août.
La mère n'a pas été malade.

La nommé F..., primipare, âgée de dix-neuf ans, est entrée, le 18 août, à la Maternité, et y est accouchée le même jour d'un enfant bien portant, du sexe masculin, pesant 2,800 grammes.

L'accouchement fut rapide et naturel ; les suites de couches furent simples.

L'enfant fut allaité par sa mère (il ne nous fut pas montré).

Le 27 août 1853, à une heure du matin, il fut trouvé mort dans son berceau par sa mère, laquelle a quitté l'hospice le même jour.

L'enfant ne nous fut pas présenté pendant sa vie.

Autopsie de l'enfant, pratiquée le 28 août, à midi.

Enfant bien conformé, assez fort, paraissant né à peu près au terme normal, ne présentant aucune lésion extérieure ; pas de roideur des membres ; pas de contracture des muscles de la face ; pas de taches à la peau. La tuméfaction est peu avancée. La cavité abdominale étant ouverte, ou voit :

1° Les intestins contenant peu de gaz ;

12

2° Un épanchement séro-purulent avec de grosses masses albumino-fibrineuses. Cet épanchement est remarquable non pas par la quantité du liquide qui tiendrait tout entier dans une petite cuiller à café, mais par la grande abondance des produits pseudo-membraneux, qui, sous diverses formes, se rencontrent dans toutes les parties de la cavité abdominale. En arrière de la vessie, et en avant du rectum, ce sont de gros flocons albumino-fibrineux blancs jaunâtres, épais, mous, sans adhérence; entre les anses intestinales, ce sont de petits filaments adhérents qui agglutinent entre eux les intestins. On ne trouve ces produits d'un travail phlegmasique qu'au-dessous du grand épiploon.

La surface de l'estomac, du foie et de la rate (chose rare!), ne présentent pas trace de fausses membranes; quant au liquide épanché, il se trouve à la partie déclive, c'est-à-dire dans le bassin. Il est jaunâtre, trouble, poisseux; on y voit des corpuscules albuminoïdes flottants.

L'estomac est petit et ne contient pas de gaz; il renferme une substance blanche, presque incolore, paraissant être de l'eau sucrée mêlée à du mucus. L'intestin grêle, surtout dans sa partie inférieure, contient un liquide jaune verdâtre, assez abondant, semblable à celui qu'on trouve dans les péritonites puerpérales (femmes) en si grande abondance; nulle part la membrane muqueuse n'offre de congestion ni d'éruption.

La rate n'est pas grosse : longueur, 0,045 ;
épaisseur, 0,01.

Le foie est très-congestionné.

Les reins sont sains.

Système ombilical. L'ombilic est débarrassé du cordon ombilical, dont on voit encore quelques débris; il n'y a aucune apparence morbide sur la peau de l'abdomen, dans l'ombilic, dans les vaisseaux, dans le tissu cellulaire sous-péritonéal. La veine contient un petit caillot rouge, ferme, à son extrémité ombilicale; les artères sont oblitérées par des caillots comme dans l'état normal. Leurs extrémités à l'ombilic sont blanches, ramollies, macérées (état normal). Les organes thoraciques et crâniens sont sains, et ne donnent lieu à aucune considération importante. (Nous supprimons les détails inutiles.)

OBSERVATION VI.

Péritonite chez un enfant né le 27 août, mort le 3 septembre.
La mère n'a pas été malade.

La fille L..., âgée de vingt et un ans, primipare, bien portante, est entrée le 24 août, à la Maternité, et y est accouchée, le 27 août, d'un enfant vivant, du sexe féminin, pesant 2,800 grammes.

Le travail de l'accouchement dura dix-neuf heures et fut assez pénible; cependant l'enfant vint au monde naturellement; les suites de couches furent simples. La mère quitta l'hospice le 7 septembre, convalescente.

L'enfant refusa constamment le sein. Comme on pouvait croire que sa mère ne l'allaitait pas volontiers, on le confia à une nourrice, qui ne put pas parvenir à le faire téter; il ne voulut pas non plus prendre le biberon; cependant on put lui faire avaler quelques gouttes de lait avec une cuiller. Il était *constipé*, et l'on dut lui donner des lavements qui amenèrent quelques évacuations; *il vomissait les boissons*. On remarqua qu'il avait le *ventre gros* et *très-sensible* à la pression. Il mourut le 3 septembre, à une heure après midi.

Cet enfant ne nous fut pas montré pendant sa vie.

Autopsie pratiquée cinquante heures après la mort.

Taches lie de vin sur le corps; teinte verte de l'abdomen; il y a une remarquable contracture des membres inférieurs (les orteils crispés, fléchis; les jambes fléchies sur les cuisses).

La face est grimaçante, *jaune*. Cet enfant paraît avoir beaucoup souffert; le ventre est tendu par des gaz.

L'abdomen étant ouvert, il s'écoule, hors de la cavité péritonéale, une petite cuillerée de sérosité rousse, assez épaisse; on n'y voit pas flotter de fausses membranes; au niveau de l'origine du canal inguinal, de chaque côté, se voient des fausses membranes assez adhérentes à la paroi séreuse; elles sont molles, transparentes, et se roulent sous le doigts elles se prolongent sur les ligaments larges de l'utérus, dont on les détache sans peine.

En soulevant l'*S* iliaque, on aperçoit un grand nombre de ces fausses membranes sous forme de longs filaments qui se rompent facilement. On retrouve ces mêmes produits entre le rectum et l'utérus. La *rate* est noire et extrêmement friable, son volume est considérable surtout en largeur et en épaisseur :

Longueur.................... 0,06
Largeur.................... 0,04
Épaisseur................... 0,25

Elle est recouverte çà et là de fausses membranes.

On trouve aussi quelques rares dépôts de même nature sous le foie, lequel est rouge et congestionné.

La vésicule biliaire contient, en grande abondance, une bile noire épaisse.

L'estomac contient des gaz et un *mucus verdâtre*.

Les intestins, tendus par des gaz, renferment une quantité considérable de matières vertes bilieuses assez épaisses.

Les ganglions mésentériques sont engorgés, gros et rouges ; cependant la face interne des intestins ne présente aucune lésion.

Les reins sont congestionnés.

La vessie est vide.

Thorax mal conformé, concave en avant ; bonne sonorité.

Plèvres saines.

Poumons sains, rosés, crépitants.

Cœur contenant du sang noir ; canal artériel rétréci.

Tête. *Épanchement séreux* assez considérable dans la grande cavité de l'arachnoïde, sans phlegmasie apparente.

Système ombilical. Le cordon tient à peine à l'ombilic ; on l'en détache par une légère traction, il est noir et sec.

L'extrémité de la veine ombilicale, du côté du fœtus, contient un long caillot noir non adhérent.

Les deux artères sont rétrécies, bouchées par un caillot cylindrique, long, mince, fibrineux.

Nulle trace de phlegmasie.

Réflexions.

Une femme, jeune et bien portante, accouche naturellement ; elle n'éprouve aucun accident après son accouchement, et elle quitte l'hospice au bout de dix jours.

Son enfant présente les symptômes de la péritonite et meurt six jours après sa naissance.

On ne trouve à l'autopsie aucune lésion du système ombilical.

OBSERVATION VII.

Péritonite chez un enfant né le 25 août, mort le 3 septembre.
La mère succombe à une péritonite, le 4 septembre.

Louise D..., âgée de vingt et un ans, primipare, entra à la Maternité le

25 août, et y accoucha, le même jour, d'un enfant vivant (fille), du poids de 3,350 grammes. L'accouchement dura huit heures et ne présenta rien de particulier.

Cette femme était bien conformée et bien constituée, d'une santé habituellement bonne. Sa grossesse n'avait été troublée par aucun accident grave. Le troisième jour après son accouchement elle eut un mouvement fébrile, précédé de frissons. Elle allaitait son enfant; mais ses seins étaient à peine durcis; elle fut conduite à l'infirmerie, où elle succomba à une péritonite, le 4 septembre (l'observation et les détails de l'autopsie ont été recueillis avec soin).

L'enfant était né bien portant et dans des conditions ordinaires; il avait présenté le sommet; l'accouchement avait eu une durée moyenne.

Jusqu'au troisième jour, il fut allaité par sa mère, dont les mamelles sécrétaient peu de lait. Cette femme étant devenue trop malade pour qu'on laissât auprès d'elle son enfant, celui-ci fut mis à part; on ne put lui donner une nourrice; on l'allaita artificiellement.

Il eut d'abord des selles vertes abondantes; son ventre se tuméfia et parut être très-sensible à la pression. On nous montra cet enfant à cause de son ombilic qui faisait une saillie anormale; je reconnus que cette saillie de l'ombilic avait pour cause un gonflement considérable des intestins, et ce fait pouvait aider au diagnostic de l'affection à laquelle a succombé l'enfant. Le 1er septembre, il était constipé et vomissait fréquemment une matière liquide verdâtre; il refusa le biberon et la cuiller; un *ictère* très-marqué se montra. Il y avait sécheresse de la langue, altération des traits, faiblesse du cri... Il mourut le 5 septembre, à cinq heures du soir.

Autopsie pratiquée le 5 septembre, à cinq heures du soir.

Enfant bien constitué et bien conformé, long de 51 centimètres.

Il n'est point émacié et ne présente aucune lésion extérieure.

Les membres sont roides, demi-fléchis.

La face est jaune et exprime la souffrance.

Le ventre est tendu, verdâtre.

La paroi abdominale antérieure ayant été enlevée, il s'écoule un liquide séro-sanguinolent et purulent trouble, où flottent des parcelles de fausses membranes.

Les intestins, gonflés par des gaz et très-volumineux, sont recouverts en partie de fausses membranes, ainsi que le foie; ce gonflement des instestins dépasse tout à fait les limites de la tension intestinale vulgaire (les intestins sont trois fois plus gros que dans l'état normal).

La quantité de sérosité purulente épanchée peut être évaluée à 30 *grammes* (30 gr.).

Les fausses membranes ne sont pas seulement déposées à la surface des intestins et du foie; mais elles adhèrent aussi à la séreuse pariétale, et cela est très-évident dans la partie de cette paroi qui correspond au foie et qui y adhérait; il en est de même sur certains points qui étaient en rapport avec des intestins.

Les intestins ne semblent pas congestionnés; ils sont pâles, humides.

Les fausses membranes sont, en général, peu épaisses; les unes blanches, les autres jaunes; elles adhèrent mollement à la séreuse, on les enlève facilement avec l'ongle; on les rencontre partout, et rarement nous avons vu la péritonite *neonatorum* aussi généralisée.

La rate a : longueur, 0,05 }
           épaisseur, 0,01 } Rien de notable dans sa structure.

Le foie est d'un volume ordinaire, assez congestionné; on trouve quelques caillots blancs, denses, isolés, non adhérents, dans la partie hépatique de la veine ombilicale; le canal veineux est fermé.

L'estomac est très-gros; il est entièrement rempli par des substances alimentaires non digérées; la muqueuse intestinale et les ganglions mésentériques n'offrent rien de remarquable.

Le système ombilical n'est le siége d'aucune lésion digne d'être signalée.

Les poumons, les plèvres, le cœur, le cerveau et les méninges, n'ont présenté aucunes traces d'altération morbide.

Réflexions.

La mère a succombé à une péritonite puerpérale constatée pendant la vie et à l'autopsie.

L'enfant est demeuré en contact avec sa mère jusqu'au moment où elle est devenue malade; il a succombé à une péritonite remarquable par la grande quantité de liquide et de fausses membranes trouvée dans le péritoine.

Aucune cause locale, traumatique ou autre, n'explique la production de la péritonite chez l'enfant.

OBSERVATION VIII.

Péritonite chez un enfant né le 31 août, mort le 6 septembre.
La mère n'a pas été malade.

La nommée B..., âgée de dix-huit ans, primipare, est entrée, le 4 août, à la Maternité, et y est accouchée, le 31 août, d'un enfant mâle vivant, du poids de 3,200 gr. L'accouchement dura dix heures, et se termina naturellement. Les suites de couches furent heureuses. La mère allaita son enfant jusqu'au dernier moment, et lorsqu'il fut mort, elle fut, en raison de sa bonne santé et de l'abondance de son lait, conservée en qualité de nourrice à l'hospice.

Nous n'avons pas vu l'enfant pendant sa vie; nous avons appris seulement qu'il avait été malade pendant plusieurs jours et qu'il avait eu des vomissements. Il était né le 31 août et est mort le 6 septembre.

Autopsie pratiquée le 7 septembre.

Longueur du corps, 0,51; conformation régulière.

Tête. Le cerveau et les méninges sont sains.

Poitrine. { Plèvres saines.
{ Poumons engoués, peu perméables à l'air.

Le péricarde renferme un peu de sérosité roussâtre.

Le cœur contient du sang demi-coagulé. Le trou de Botal est très-perméable, ainsi que le canal artériel, qui n'a subi aucune modification importante.

Abdomen tendu, ballonné, rendant un son tympanique.

Le péritoine contient 25 grammes de sérosité rouge trouble. On aperçoit à la surface des intestins, entre les circonvolutions, de longs filaments jaunâtres, filants, élastiques, abondants surtout dans le bassin, où ces fausses membranes s'étalent et tapissent les parois. On trouve sous le foie des fausses membranes jaunâtres assez épaisses, opaques, molles, peu adhérentes. Du foie aux intestins, de longues brides filamenteuses de même nature s'étendent en divers sens; il en est de même des intestins à la paroi séreuse correspondante.

Les bourses sont grosses et paraissent contenir du liquide (les testicules sont descendus). En pressant avec force sur le scrotum, on fait sortir par l'ouverture interne du canal inguinal du côté droit une quantité considérable de sérosité citrine et plusieurs masses coagulées albuminoïdes. L'ouverture de ce canal inguinal est large. Du côté gauche, le canal inguinal est très-étroit, et la tunique vaginale ne contient pas de liquide (le testicule gauche descend avant le droit, et le canal inguinal de ce côté est aussi fermé avant le droit).

Cet épanchement de liquide dans la tunique vaginale nous paraît un des signes à l'aide desquels on peut diagnostiquer la péritonite chez les enfants nouveau-nés. Si, indépendamment des autres symptômes, le ventre est gros, tuméfié et très-sensible à la pression, et qu'en même temps les bourses soient tendues par un liquide qu'on peut, par la pression, faire refluer dans le ventre, on aura de fortes présomptions pour une péritonite.

L'estomac contient un liquide bilieux peu abondant.

L'intestin grêle, depuis le duodénum jusqu'au cœcum, contient beaucoup de matière jaune semi-liquide, sans altération appréciable de la membrane muqueuse.

La rate n'est pas recouverte de fausses membranes; elle est noire, friable, et d'un volume assez considérable.

Longueur.................... 0,06

Largeur.................... 0,03

Épaisseur.................. 0,02

Le foie est ferme, peu congestionné.

Les reins sont sains.

Système ombilical. Le cordon n'est pas détaché, il est sec et ne tient à l'ombilic que par les vaisseaux. La veine, dans l'abdomen, est vide et flasque, elle n'a point une apparence morbide, mais elle n'offre pas les traces d'un travail oblitérateur. Les deux artères contiennent un petit caillot filiforme, très-court, ramolli. L'état morbide de l'enfant (et surtout la péritonite) réagit fortement sur le travail oblitérateur des vaisseaux ombilicaux.

IXᵉ OBSERVATION.

Péritonite chez un enfant né le 5 septembre, mort le 10 septembre.
La mère n'a pas été malade.

La femme L..., âgée de vingt-trois ans, est entrée, le 5 septembre 1853, à la Maternité, et y est accouchée, le même jour, d'un enfant vivant, du poids de 3,200 gr. (fille). L'accouchement a duré trois heures et demie; rien de notable n'a signalé le travail. Cette femme, bien portante, a eu précédemment un enfant à terme; elle n'a point souffert pendant sa grossesse, les suites de couches furent simples; elle allaita son enfant. Elle quitta l'hospice au bout de peu de jours, convalescente.

L'enfant a vécu quatre jours seulement; il était bien conformé, assez fort; il a été allaité par sa mère pendant les trois premiers jours. Le troisième jour, il parut souffrant; sa face était pâle, contractée, grimaçante; il tétait mal; son ventre était tendu, volumineux, très-sensible à la pression.

Cet enfant nous fut montré le 9 septembre, à quatre heures du soir; il refusait le sein, il criait constamment; ses yeux étaient cernés, son ventre était gros et rendait un son tympanique; une coloration jaune de tout le corps attira notre attention; il y avait de la constipation, on n'avait pas encore constaté de vomissements; aucune lésion n'existait à la peau, nulle part on ne voyait d'érysipèle; le cordon ombilical était sec, adhérent à l'ombilic, autour duquel on ne remarquait ni tuméfaction, ni teinte rouge.

L'auscultation et la percussion du thorax ne nous apprirent rien, l'enfant criant et s'agitant énergiquement. Je ne doutai pas que cet enfant ne fût atteint de péritonite.

Dans la soirée, il y eut vomissement de matières alimentaires qu'on avait introduites dans la bouche à l'aide d'une cuiller; il y eut une garde-robe peu abondante sans caractères.

Le 10 septembre, au matin, il succomba. On remarqua pendant son agonie, qui fut assez longue, qu'une écume sanguinolente lui sortait par la bouche et par les narines.

Autopsie pratiquée vingt-quatre heures après la mort.

La teinte jaune du cadavre nous fait le reconnaître au milieu de plusieurs autres; ce n'est point là l'ictère bénin des nouveau-nés, c'est une coloration jaune qui n'appartient, pour ainsi dire, qu'à l'ictère aigu des adultes. Ce n'est pas la première fois que nous constatons la coïncidence d'un semblable ictère avec la péritonite non-seulement chez les enfants nouveau-nés, mais aussi chez les femmes atteintes de péritonite puerpérale. Faut-il attribuer cet ictère à une hépatite? Nous le croirions volontiers, sans pouvoir le prouver. Nous avions cru pouvoir quelquefois expliquer l'ictère chez nos malades adultes atteintes de péritonite par la violence des passions qui les agitaient, par la crainte, le chagrin; depuis que nous avons trouvé l'ictère dans la péritonite des enfants nouveau-nés, il nous a fallu rejeter cette explication.

Cavité abdominale. Le foie, très-gros, noir, a perdu le poli et le brillant de sa surface; un liquide séreux, *jaune*, trouble, épanché dans le péritoine, nous avertit qu'il existe une péritonite; on voit des fausses membranes, les unes étalées sur le péritoine pariétal, les autres déposées à la surface des intestins, celles qui adhèrent au péritoine pariétal forment une membrane assez résistante;

13

jaunâtre, épaisse, se roulant sous le doigt et collée fortement à la séreuse; on en voit une grande quantité autour de l'utérus.

L'épanchement est peu considérable; il consiste dans 4 ou 5 grammes seulement de sérosité jaune trouble; il y a presque ici péritonite sèche.

Le foie n'est pas recouvert de fausses membranes, seulement son enveloppe péritonéale a perdu son brillant; il est très-gros, dur, dense, résistant; il ne contient que très-peu de sang, il ne saigne pas sous le couteau; il est d'une teinte bilieuse verte, et paraît, plus qu'aucun autre organe, gorgé de bile; cependant la vésicule contient une matière visqueuse, incolore, qui s'écoule facilement hors du canal cystique; elle est très-petite. Quant au tissu même du foie, il ne nous a pas paru modifié.

La veine porte, les veines sus-hépatiques et la veine ombilicale, contiennent seulement un peu de sang liquide.

L'estomac contient des gaz, de la matière caséeuse et des stries sanguinolentes; la membrane muqueuse ramollie se déchire sous les doigts; la bouche, les lèvres, une partie de la face, sont tachées de sang; le reste de l'intestin n'offre rien de particulier, il est presque vide; *les matières stercorales nous paraissent notablement décolorées*, ce qu'explique l'ictère.

Dans le rectum et les colons, les matières fécales sont blanches.

La rate est énorme, elle ressemble à une rate d'adulte, déborde les côtes, et se montre à côté du foie; elle est en partie recouverte par des fausses membranes.

Longueur..................... 0,095
Largeur...................... 0,055
Épaisseur.................... 0,025

Cette rate n'est point molle ni diffluente, elle offre une tranche nette sous le scalpel, cependant sa consistance est peut-être diminuée. Nous n'avons remarqué aucune altération de tissu.

Les reins sont sains, jaunis.

La vessie contient un peu d'*urine très-colorée*.

Poumons. A la base, il y a un œdème asphyxique.

Les bronches sont gorgées de ce liquide sanguin, qui se voit sur les lèvres et les joues et jusque dans l'estomac.

Le cœur est petit, contenant un peu de sang liquide.

Le trou de Botal et le canal artériel ne sont pas modifiés.

Le péricarde contenait un peu de sérosité *jaune*.

Cerveau sain, ferme, etc...,., d'une teinte jaune remarquable; cette même teinte se voit sur l'arachnoïde pariétale.

Les mamelles sont blanches, sèches.

Le thymus est petit, peu coloré, sec.

Le vagin contient un mucus *blanc* laiteux.

Le col de l'utérus contient un liquide glaireux très-manifestement jaunâtre.

Dans les trompes de Fallope se voit un liquide blanc épais que l'on peut faire sortir par le pavillon ou du côté de l'utérus.

Il résulte de là que le produit de sécrétion du vagin et celui des trompes ne sont pas jaunis, soit que ces produits de sécrétion aient précédé l'ictère, soit que les follicules sécréteurs de ces organes ne laissent point passer la matière colorante de la bile.

Système ombilical. Cordon sec, non détaché. Les artères contiennent de longs caillots cylindriques rouges, fermes, élastiques. La veine est vide dans presque toute son étendue et tout à fait saine ; elle est fermée, du côté de l'ombilic, par un caillot noir assez dense. Il n'y a autour de l'ombilic nulle trace de phlegmasie.

Réflexions.

Ce qui est remarquable ici surtout, c'est le volume de la *rate* et l'*ictère*.

OBSERVATION X.

Péritonite chez un enfant né le 5 septembre, mort le 12 septembre.
La mère n'a pas été malade.

La femme J..., âgée de trente et un ans, multipare, est entrée à la Maternité, le 5 septembre, et y est accouchée, le même jour, d'un enfant mâle vivant, du poids de 3,050 gram. Le travail de l'accouchement dura trois heures et demie, il fut régulier. L'enfant était petit, né avant terme ; il fut allaité par sa mère jusqu'à ses derniers moments. Les suites de couches furent simples, et la mère quitta l'hôpital le 12 septembre, sans avoir éprouvé aucun accident.

Cet enfant ne nous a pas été signalé pendant sa vie ; il a constamment été soigné par sa mère qui l'allaitait ; il paraît qu'on s'est à peine aperçu qu'il fût malade ; cependant la mère nous a dit qu'elle avait reconnu que son enfant souffrait dès le cinquième jour qui suivit sa naissance : il avait pâli, il avait pris moins avidement, puis avait cessé de prendre le sein. Il nous a été impossible de recueillir des détails précis sur la nature des symptômes qu'il a présentés. On se rendra compte de l'inutilité d'une enquête faite ainsi après coup, si l'on considère :

1° Le fatalisme accepté à l'endroit des enfants nouveau-nés;

2° Le peu de signes *extérieurs* qu'offre la péritonite à cet âge (pour des yeux peu exercés.)

En effet, l'on est, d'une part, habitué à voir mourir les enfants nouveau-nés, surtout, si, comme celui-là, ils sont nés avant le terme normal. La mort dans ce cas n'étonne personne, et dans la persuasion où l'on est qu'elle devait arriver, on n'a pas la curiosité d'en rechercher la cause anatomique ; d'une autre part, les convulsions, les érysipèles, tout ce qui attire les yeux, soit par la couleur, soit par le mouvement, est facilement remarqué, mais la péritonite peut ne pas modifier beaucoup les apparences d'un enfant nouveau-né, et risque par cela même de passer inaperçue.

Autopsie pratiquée le 13, à trois heures du soir (température assez élevée).

L'enfant est bien conformé et n'offre pas de lésions extérieures. Il y a commencement de putréfaction ; le ventre est vert ; l'épiderme, sur le tronc, s'enlève facilement ; le ventre n'est pas ballonné ; les bourses sont grosses et contiennent du liquide, quoiqu'il n'y ait nulle part, du reste, ni œdème, ni érysipèle. Le seul fait de la tuméfaction des bourses nous donne l'idée d'une péritonite possible.

Crâne. Rien à noter. Cerveau mou, couleur lie de vin à la surface, ramollissement cadavérique.

Abdomen. Dans le péritoine, on trouve de la sérosité rouge (mêlée de sang). Cette coloration paraît résulter de la putréfaction. Ce liquide est assez abondant; sur les intestins, sont déposées des fausses membranes roulées ou étalées, d'une couleur jaune, molles et peu résistantes; on les trouve en grand nombre surtout autour du rectum et contre la paroi abdominale antérieure.

En pressant sur les bourses, on fait sortir hors de la cavité vaginale du côté droit, d'abord de la sérosité rouge en assez grand abondance, puis un coagulum albumineux ; à gauche, il n'y a rien de semblable.

Ce n'est pas la première fois que nous constatons que la tunique vaginale du côté droit participe à l'inflammation du péritoine, tandis que la gauche n'y participe pas. C'est qu'en effet le testicule gauche descend le premier, le canal inguinal se ferme ainsi que cela existe ici, et il n'y a plus de communication entre la cavité péritonéale et la cavité vaginale gauche; tandis qu'à droite cette communication existe encore largement. Outre l'épanchement vaginal, il y a ici œdème du tissu cellulaire des bourses.

Tube digestif. L'estomac a une teinte lie de vin ; il est ramolli et contient un liquide jaune bilieux. Le même liquide se voit dans l'intestin grêle en assez grande abondance. On trouve peu de gaz intestinaux.

Le foie est mou, affaissé, d'une couleur lie de vin ; il se laisse facilement pénétrer par les doigts ; la vésicule contient de la bile épaisse très-colorée. Les veines du foie n'offrent rien d'anormal.

La rate est molle, noire, presque diffluente (bouc splénique), déformée ; son volume est considérable.

$$\text{Longueur} \dots\dots\dots 0,07$$
$$\text{Largeur} \dots\dots\dots 0,05$$
$$\text{Épaisseur} \dots\dots\dots 0,01$$

Les reins sont mous, sans altération vitale.

La vessie contient un peu d'urine rouge trouble.

Système ombilical ; anomalie. L'aorte se divise en deux iliaques primitives inégales ; la droite ayant le double en volume de la gauche. L'artère ombilicale droite est de un tiers plus grosse que la gauche et forme un cordon dur, épais, qui contraste avec la gracilité de l'autre artère. L'artère gauche adhère encore au pourtour de l'anneau ; le caillot y est petit, fibrineux, cylindrique, et n'occupe que l'extrémité terminale de l'artère. L'artère droite est descendue à environ ½ centimètre au-dessous de l'anneau dans sa gaîne. Elle est renflée et épaisse ; ce renflement marque le point où se trouve l'extrémité de l'artère, molle, blanche, grisâtre et tachée de pus. Immédiatement au-dessous, à 3 ou 4 millimètres plus bas, l'artère est obturée par un fort caillot rouge, élastique, très-court, lequel adhère solidement aux parois. Cet état des artères ombilicales n'est pas rare.

La veine est vide dans tout son parcours, sauf à son extrémité dans l'ombilic où elle est oblitérée par un caillot rouge, fibrineux, élastique.

Le péritoine, au niveau de l'ombilic, n'offre ni rougeur ni infiltration sous-séreuse. Rien ne peut nous autoriser à regarder cette artérite presque physiologique comme ayant été le point de départ de la péritonite. La cupule ombilicale est tachée de pus (détritus grisâtre, résultant d'un travail analogue à celui de la réparation de la cavité utérine).

L'ombilic au dehors, paraît fermé, et n'est que collé provisoirement ; il n'y a pas traces de cordon ; la peau au pourtour de l'ombilic est saine.

Thorax. Il y a un épanchement séro-sanguin cadavérique dans les plèvres ; les poumons sont infiltrés. Le péricarde renferme un peu de liquide séreux rouge. Le cœur est flasque ; les cavités droites contiennent du sang fluide.

Le canal artériel est fermé par un caillot ; le trou de Botal est assez largement ouvert.

OBSERVATION XI.

Érysipèle, puis péritonite, chez un enfant né le 15 août, mort le 13 septembre.
La mère a eu une péritonite et une pleurésie ; elle a guéri.

La femme B..., primipare, âgée de vingt et un ans, est entrée, le 15 août, à la Maternité, et y est accouchée le même jour d'un enfant mâle, vivant, du poids de 3,500 grammes. L'accouchement dura trois heures, et se termina naturellement ; il ne fut suivi d'aucun accident immédiat.

La mère allaita son enfant pendant les premiers jours ; bientôt cependant elle présenta les symptômes de la péritonite. A la phlegmasie de la séreuse péritonéale, succéda un épanchement dans la cavité pleurale du côté gauche ; elle résista à cette double maladie ou plutôt à ces deux phases d'une même affection, et put sortir de l'hospice, un mois après son accouchement, dans un état de santé qui permettait d'espérer la guérison. Son enfant lui avait été retiré et avait été confié aux soins d'une nourrice, dans le service de M. Danyau, qui a bien voulu nous donner les détails suivants :

L'enfant, jusqu'au quinzième jour, était fort, bien portant, et tétait avidement. A cette époque, il devint malade ; il prit le sein avec répugnance. On s'aperçut qu'il avait un érysipèle sur le ventre. L'ombilic n'était le siége d'aucune lésion apparente et l'érysipèle ne paraissait point provenir d'une phlegmasie ombilicale. Cet érysipèle fut traité par les cataplasmes et les bains, puis par le collodion ; tous les jours on fit de nouvelles applications de cette substance sur le ventre. L'enfant ne vomissait pas, il avait des selles régulières ; il paraissait souffrir quand on touchait son ventre et même quand on le remuait dans son berceau ; il était somnolent, difficile à réveiller. Tous les jours cet enfant a été montré à M. Danyau ; on parlait, à cette époque, beaucoup du collodion comme moyen de prévenir ou de guérir les érysipèles et les péritonites. Le désir légitime d'expérimenter un moyen préconisé par des médecins honorables fut cause qu'on ne négligea rien pour que, sous ce rapport, l'observation de cet enfant fût complète. On vit l'érysipèle occuper d'abord toute la moitié inférieure du tronc, puis les cuisses, les jambes ; il fut ambulant et renaissant. Il ne donna lieu à la formation d'aucun abcès ; il fut poursuivi partout avec le collodion. On n'eut pas beaucoup à s'applaudir de l'emploi de ce moyen ; l'enfant dépérissait. On vit tout d'un coup, huit jours après le commencement de la maladie et du traitement, vingt-trois jours après la naissance, l'érysipèle disparaître ; on cessa l'usage du collodion. L'enfant paraissait souffrir beaucoup, il refusait le sein ; son ventre se tendit et devint plus sensible à la pression, sans rougeur à la peau. Il y eut un seul vomissement de matières alimentaires. L'agonie fut longue, et l'on vit un liquide mousseux, spumeux, s'échapper par les narines et par la bouche.

Né le 15 août, l'enfant mourut le 13 septembre ; il avait été malade à peu près pendant quinze jours.

Autopsie pratiquée le 14 septembre.

Enfant fort, bien conformé, amaigri.

Croûtes vaccinales aux deux bras.

Roideur des membres.

Les jambes et toute la partie inférieure du corps sont recouvertes par des squames de collodion.

Les bourses sont volumineuses ; il y a œdème du prépuce.

Le ventre est tuméfié et contient des gaz (tympanite).

L'abdomen ayant été ouvert, nous voyons les intestins gonflés par des gaz. Le gros intestin a triplé de volume ; une partie de l'intestin grêle et l'estomac ne sont pas moins tuméfiés. Le colon transverse et l'estomac adhèrent au foie par l'intermédiaire de fausses membranes épaisses qui recouvrent toute la face inférieure du foie sur l'un et l'autre lobe. Ces fausses membranes ne se distinguent nullement de celles qu'on rencontre dans la péritonite des adultes ; ce ne sont pas de ces fausses membranes jaunes, molles, presque transparentes, à peine adhérentes, déposées sur les viscères, comme on en trouve le plus souvent dans la péritonite des enfants nouveaux-nés ; elles sont blanches, résistantes, opaques, très-adhérentes aux organes.

La face antérieure de l'estomac
La face inférieure du foie
Le colon transverse
La face convexe de la rate
en sont presque entièrement couvertes.

Sous le foie, les fausses membranes forment la ruche d'abeilles.

Entre quelques anses intestinales, on trouve les mêmes produits morbides ; dans le bassin, on trouve une petite cuillerée de *liquide purulent*.

Les canaux inguinaux sont fermés, il y a seulement infiltration dans le tissu cellulaire des bourses ; à peine voit-on un peu de sérosité limpide dans les tuniques vaginales.

Le foie a son volume normal ; il est peu coloré, ferme, et contient peu de sang. La vésicule biliaire est très-tendue, remplie de bile jaune, claire, limpide.

La rate, ferme et rouge, a un volume plus grand que d'habitude :

Longueur............... 0,07
Largeur............... 0,04
Épaisseur............... 0,015

L'estomac renferme des gaz et du lait caillé mêlé à un liquide sanguinolent, qui n'est autre que celui qui remplissait les bronches pendant l'agonie.

La muqueuse intestinale ne présente aucune lésion.

Les reins sont fermes, vides, sains.

La vessie est vide.

Tête. L'examen du crâne, des méninges et du cerveau, ne nous a fait découvrir aucune altération anatomique.

Le système ombilical ne nous a présenté aucune lésion.

Réflexions.

On voit ici la mère et l'enfant être simultanément malades.

L'érysipèle a précédé la péritonite, qui ne paraît s'être développée que tard.

OBSERVATION XII.

Péritonite chez un enfant né le 7 septembre, mort le 17 septembre.
La mère n'a pas été malade.

La fille H..., femme L..., âgée de vingt-huit ans, a eu cinq enfants ; le dernier, celui auquel est consacrée cette observation, est né au terme de sept mois et demi. De ses autres enfants, trois sont nés aussi avant le terme et morts presque en naissant ; un autre a vécu plusieurs mois. Cette femme est assez bien constituée et bien conformée ; elle est, depuis l'âge de quatorze ans, sujette à des attaques *d'épilepsie.* Ces attaques sont assez rares dans l'état ordinaire, et plus fréquentes pendant l'état de gestation, où elles se montrent tous les huit jours.

Le 7 septembre, cette femme est accouchée spontanément et naturellement d'un fœtus du terme de sept mois et demi, d'une longueur de 0,47 (Maternité). Elle n'a point été malade, et a quitté l'hospice au bout de quelques jours.

Cet enfant n'a présenté rien de particulier tout d'abord ; il était faible, il refusa le sein. On l'alimenta avec du lait coupé, introduit dans la bouche à l'aide d'une cuiller. Comme presque tous les enfants chétifs, petits, nés avant terme et qui refusent le sein, il fut un peu négligé, et ce n'est que le cinquième jour après la naissance qu'on nous le montra. Voici ce que nous vîmes :

L'enfant était petit, enveloppé dans du coton cardé, extrêmement jaune (cet ictère dépassait les limites ordinaires); il avait de l'œdème des bourses et des membres inférieurs; sa température était abaissée, son cri était assez fort.

Le surlendemain, cet enfant, dont l'ictère semblait s'accroitre au lieu de diminuer, contrairement à ce qui a lieu dans la majorité des cas chez les enfants nouveau-nés, parut plus souffrant; il criait constamment, *son ventre se tuméfia; il vomit* le lait, puis *un liquide verdâtre.* Il en fut de même le lendemain; il avait des selles vertes. La tuméfaction de son ventre avait acquis dans les derniers moments des proportions considérables.

Nous ferons remarquer que

L'ictère,

La tuméfaction du ventre,

Les vomissements,

L'œdème des bourses,

nous avaient porté à diagnostiquer une péritonite.

Il mourut le 17 septembre.

Autopsie pratiquée le 18 septembre, à onze heures du matin.

OEdème du membre inférieur gauche avec teinte noirâtre de la peau; sérosité citrine abondante infiltrée sous la peau; œdème des bourses et du prépuce.

Ictère très-prononcé, surtout à la face.

Il y a un peu d'*ophthalmie*, et le produit de sécrétion qui s'est attaché aux cils est de couleur jaune.

De l'angle (commissure) droit de la bouche, part une traînée de liquide figé sur la joue; ce liquide est jaune verdâtre et paraît provenir d'un vomissement.

Les membres sont roides et contracturés.

Le ventre est tuméfié, un peu verdâtre; il rend, à la pression, un son tympanique.

Il n'y a pas de putréfaction.

Le crâne est bien conformé; les os ont une grande mollesse et sont très-minces.

Le cerveau est sain, ferme; il n'offre rien de remarquable; les méninges sont saines. Le liquide séreux, limpide, épanché soit dans la grande cavité de l'arachnoïde, soit plutôt sous l'arachnoïde viscérale, est en plus grande abondance que dans l'état normal.

Thorax. Les poumons sont aérés, crépitants, légers, un peu engoués en arrière. Au sommet du poumon gauche, existe une petite fausse membrane verdâtre, adhérente, sans épanchement.

, Le péricarde est sain, humide.

. Le cœur est petit, ferme, à peu près vide.

Le canal artériel rétréci, presque fermé par l'accolement des rides de la membrane interne tellement molle qu'on la déchire involontairement.

. Le trou de Botal est fort étroit.

Cavité abdominale. Les intestins sont tuméfiés par des gaz; ils sont rouges et poisseux au dehors.

Le péritoine pariétal est extrêmement congestionné et comme ecchymosé ; on s'assure que cette congestion est vitale, qu'elle est due à un développement pathologique d'un grand nombre de vaisseaux sous-péritonéaux. Le péritoine offre ici un type de phlegmasie; à sa surface, sont déposées et adhèrent assez fortement des fausses membranes bien caractérisées, opaques, jaunes, épaisses, molles, et cependant assez résistantes, paraissant dater de plusieurs jours.

En examinant le bassin, on voit une demi-cuillerée (3 grammes environ) d'un liquide séro-sanguin trouble et épais, épanché dans le cul-de-sac péritonéal; une fausse membrane épaisse, élastique, résistante, adhère à l'*S* du colon et à la paroi abdominale antérieure. En soulevant les intestins, nous trouvons de longs filaments pseudo-membraneux étendus entre les anses intestinales.

La face convexe de la rate, la face inférieure du foie, présentent de semblables fausses membranes étendues, assez fortement adhérentes.

Nous avons dit que 3 grammes de liquide à peine sont épanchés dans le bassin ; aussi ne trouve-t-on pas de liquide en abondance dans les tuniques vaginales. Au reste, ici les testicules ont à peine franchi l'anneau : de sorte que les conditions ne sont pas les mêmes que chez les enfants dont la (tunique) cavité vaginale est vaste.

La rate n'offre rien d'anormal.

Les vaisseaux ombilicaux sont dans les conditions physiologiques; l'ombilic n'est le siége d'aucune altération appréciable, etc.

OBSERVATION XIII.

Péritonite et méningite chez un enfant né le 10 septembre, mort le 19 septembre.
La mère a succombé à une péritonite, le 17 septembre.

La fille B..., âgée de vingt-trois ans, primipare, est entrée à la Maternité le 10 septembre, et y est accouchée le même jour. L'accouchement dura huit heures un quart; il n'offrit rien d'anormal : l'enfant (fille) présenta le sommet en première position ; il naquit fort et bien portant, il pesait 3,150 gram. Il resta auprès de sa mère pendant les deux premiers jours. La mère, qui jusque-là avait paru bien portante, fut prise, au bout de quarante-huit heures, de frisson, de douleurs de ventre, et elle ne tarda pas à présenter tous les signes de la péritonite puerpérale douloureuse et incurable :

Altération des traits,

Ballonnement du ventre,

Vomissements bilieux,

Refroidissement,

Douleurs et cris, etc.

Elle succomba le 17 septembre, à midi.

L'autopsie nous montra, dans le péritoine, un épanchement considérable de liquide jaune séro-purulent, fétide, entremêlé de grosses masses albumino-fibrineuses, etc.; la rate avait 0,15 de long.

L'enfant fut soustrait au contact de sa mère, et confié à une nourrice. Il ne présenta d'abord aucun symptôme morbide; cependant, le 16 septembre, la nourrice le trouva plus indifférent au sein : il paraissait souffrant, son ventre était plus gros que d'habitude; il ne vomissait pas, il avait une garde-robe peu abondante, mais il criait et ses traits étaient altérés. Le lendemain, il fut porté à la visite des sages-femmes, qui prescrivirent un grand bain, parce que l'enfant paraissait souffrir de vives douleurs dans le ventre. Pendant toute cette journée, il refusa le sein.

Dans la nuit qui suivit, il eut des mouvements convulsifs, ses lèvres étaient pincées; il avait de la contracture des membres, les poings fermés; par moments, il avait une agitation désordonnée des bras et des jambes; sa face était pâle, grimaçante; ses yeux étaient immobiles, tournés en haut; ses paupières s'agitaient. Cet état convulsif revenait par accès peu fréquents. Il mourut à quatre heures du matin, le 19 septembre.

Autopsie pratiquée le 20 septembre, à deux heures du soir
(par un temps chaud).

Des stries rouges nombreuses se voient sur la peau; le ventre est vert; il y a commencement de putréfaction.

On remarque une expression de souffrance de tout le corps, caractérisée par

La contracture des membres,

La roideur des articulations,

Les flexions des doigts (mains fermées).

La face est tachée par un liquide jaune qui s'est écoulé par les narines, et s'est desséché sur les joues. Nous ferons remarquer, à cette occasion, que les enfants ne vomissent pas souvent, et que le plus généralement, dans le décubitus dorsal, ce signe morbide est remplacé par un écoulement qui se fait par les narines, ce qui revient au même.

Le ventre est énorme, et rend un son tympanique; les circonvolutions intestinales se dessinent à travers la paroi abdominale. Le ventre ayant été ouvert, nous voyons :

1° Un liquide séreux, assez fortement coloré en rouge, trouble et visqueux, pouvant être évalué au poids de 25 grammes, lequel s'écoule hors de la cavité péritonéale.

2° Les intestins gonflés par des gaz, injectés par places, poisseux à leur surface; le diaphragme refoulé par l'estomac, qui est distendu outre mesure.

3° De larges fausses membranes disposées comme il suit :

Une dans la scissure du foie, au point de pénétration de la veine ombilicale;

Une autre suit le trajet des artères ombilicales, et est restée adhérente à la paroi abdominale; elle plonge dans le bassin.

La face convexe de la rate est en partie recouverte par de semblables produits morbides peu adhérents; mais c'est surtout dans les fosses iliaques, le petit bassin et la région rénale, qu'on rencontre en abondance ces fausses membranes. Elles suivent le colon descendant et l'S iliaque, entourent l'utérus, et se prolongent dans la direction des ligaments ronds, jusque vers l'entrée du canal inguinal, où elles ne pénètrent pas; une fausse membrane très-épaisse remonte à droite, au-dessous du foie, et recouvre en partie le cœcum. Si nous jugeons de ces fausses membranes par leurs caractères physiques, nous sommes tenté de croire qu'elles ne sont pas absolument récentes : elles semblent avoir plusieurs jours d'existence; en effet, elles sont épaisses, jaunâtres, presque opaques, assez résistantes, et elles adhèrent assez fortement au péritoine.

Tube digestif. Estomac. Il s'affaisse aussitôt après avoir été incisé; on le trouve vide, un mucus verdâtre glaireux tapisse sa muqueuse ramollie. La partie supérieure de l'intestin grêle contient une matière jaune semi-liquide abondante; il n'y a pas de congestion, nulle lésion intestinale; presque partout les intestins sont vides. Il semble que cet enfant ait évacué toutes les matières fécales en peu de temps.

La rate a un volume un peu plus grand que dans les cas ordinaires :

Longueur...................... 0,065
Largeur...................... 0,035
Épaisseur...................... 0,015

Elle est un peu plus molle et plus noire que d'habitude.

Les reins sont congestionnés,

La vessie est vide.

Le foie a un volume normal, il est d'une couleur foncée, congestionné; lors qu'on le sépare de la veine cave, une quantité considérable de caillots noirs s'échappent hors de cette veine; la vésicule biliaire contient une bile jaune verdâtre.

La veine ombilicale, dans le foie, contient du pus et un caillot altéré, désorganisé, presque diffluent. A un demi-centimètre au-dessus de son entrée dans le foie, la veine ombilicale est rétractée, présentant des parois très-épaisses et un canal très-petit. Ce canal est occupé par un caillot cylindrique fibrineux très-adhérent et obturateur; ce caillot semble avoir été continué par les débris puriformes qui flottent dans la partie hépatique de la veine. Depuis son entrée dans le foie jusqu'à la veine porte, voici ce qu'on voit dans la veine ombilicale : pus et débris de caillot. On racle ces substances, et l'on voit alors la surface interne de la veine *blanche*; de petits caillots plongent dans les branches, qui, de ce tronc commun, pénètrent dans le foie. Si l'on incise ces branches, on voit qu'elles contiennent des caillots rouges élastiques, peu adhérents, et non du pus.

Le canal veineux n'a pas disparu; il est assez large à son embouchure dans la veine cave, étroit à mesure qu'il s'approche de la veine ombilicale, dans laquelle il s'ouvre par une ouverture circulaire rétrécie. Ce canal est obturé par un caillot *rouge, élastique, ferme,* très-adhérent, formant massue, implanté par sa petite extrémité qui regarde la veine ombilicale; en sorte qu'il n'y a pas de communication entre la veine cave et la veine ombilicale. Au niveau du lobule de Spigel, en ce point où finit la veine ombilicale hépatique et où commence la véritable veine porte, on voit nettement tracée la distinction entre ces deux vaisseaux : l'un (veine ombilicale) est blanc, et contient un caillot fibrineux en partie détruit; l'autre (veine porte) est vide, rouge vineux, ne contenant ni pus ni caillot. Dans ses divisions, à droite seulement, on trouve quelques gros caillots *noirs, mous,* tels qu'on en rencontre dans les autres veines du corps. Il n'y a aucun rapport entre ces caillots et ceux que nous avons décrits dans la veine ombilicale; les uns sont formés dans l'agonie, les autres n'existent que par l'inflammation (phlébite).

La petite partie de la veine porte ventrale que nous avons pu examiner était saine. Nous avons ouvert toutes les veines du foie, et nulle part, dans le lobe droit, nous n'avons trouvé trace de phlegmasie. A gauche, nous avons dit que les veines qui sortent de la veine ombilicale (porte gauche) sont en partie obturées par des caillots. Ce n'est pas la première fois que nous voyons semblable lésion.

Ainsi : 1° il n'y a pas communication directe entre la veine ombilicale malade et la veine cave, puisque le canal veineux est oblitéré.

2° Les veines branches de la veine porte gauche ou ombilicale sont obturées aussi, et semblent n'avoir pas de circulation, puisque l'on ne voit pas une goutte de sang dans toute cette veine, qui est au contraire blanche et tachée de détritus blancs.

3° Il n'y a pas communication physiologique entre la veine porte droite et la gauche, ainsi que le démontre la différence du contenu, la limite nettement tracée entre elles deux.

En un mot, si l'on peut juger de ce qui se passait pendant la vie dans un organe, d'après l'examen après la mort, voici ce qui nous paraît avoir été : tout le système de la veine ombilicale comprenant cette veine, la veine porte gauche et ses branches, le canal veineux, a été oblitéré par des caillots, lesquels sont désorganisés et puriformes dans la veine porte gauche, tandis que dans ses branches et dans le canal veineux ces caillots sont fermes, élastiques, et semblent jouer le rôle d'obturateurs, comme s'ils avaient été destinés à protéger ces parties contre le dangereux voisinage d'une phlébite, et à empêcher la circulation du pus.

Ce qui constitue la phlébite, ce n'est pas un caillot fermé dans une veine, c'est un caillot adhérent et une paroi veineuse altérée, quelquefois aussi un caillot désorganisé ; la formation d'un caillot solide élastique qui obture le vaisseau est au contraire un travail réparateur. On a tellement abusé du mot *inflammation*, remplacé généralement aujourd'hui par celui de phlegmasie, qui dissimule sous une forme grecque ce qu'on n'ose avouer en français, qu'on l'a appliqué même au travail réparateur, cicatriciel, etc. L'oblitération d'une artère, d'une veine, d'un nerf, dans un moignon d'amputé, sont des arté*rites*, des phlé*bites*, des né*vrites*. On dira la même chose de l'oblitération physiologique des artères et de la veine ombilicale, de la réparation de l'utérus après l'accouchement, etc., et cependant ce ne sont point là des états morbides.

Pour nous donc, dans le cas présent, l'état des surfaces, la nature du contenu de la veine ombilicale ou porte gauche dans le foie, annoncent une phlébite ; mais il n'en est pas de même du caillot qui bouche le canal veineux ni de ceux qui obturent les branches de la veine porte gauche, et de ce qu'on trouve du pus dans la veine ombilicale, il ne nous semble pas démontré que ce pus ait circulé dans l'économie. La veine ombilicale n'a plus de circulation après la naissance, etc. Il n'y a pas d'abcès dans le foie ; nous n'avons pu y voir de lymphite. Il n'y a nulle différence appréciable entre la partie droite et la partie gauche du foie, nulle lésion.

Un caillot rouge, dense, cylindrique, très-adhérent, bouche la veine ombilicale en dehors du foie ; il se continue jusque vers l'ombilic, où l'on trouve l'extrémité de la veine libre, et descendue à un demi-centimètre au-dessous de l'anneau. Cette veine ne présente aucun des caractères de la phlébite ; son caillot offre les meilleures conditions. Il est évident que la maladie n'a pas été transmise de l'ombilic au foie, car entre ces deux points la veine est saine. L'ombilic présente les caractères normaux : le cordon est tombé, il n'y a ni suppuration ni ulcération ; nulle trace d'une phlegmasie cutanée autour de l'ombilic.

Artères ombilicales. Oblitérés solidement en bas, sur les côtés de la vessie, par des caillots cylindriques, rouges, élastiques, fibrineux, elles sont, dans leur partie terminale (environ 2 centimètres et demi), blanches, molles, amincies, désorganisées ; la gauche même contient un peu de pus, qui provient d'un caillot altéré... Le pus est bien dans l'intérieur du vaisseau, et non dans sa gaîne (cette lésion n'est pas rare).

Nous penchons beaucoup, d'après d'autres observations, à croire que ces phlegmasies des vaisseaux sont consécutives à la péritonite ou à un état général infectieux.

Recherchant si les ganglions lymphatiques de l'abdomen étaient altérés, nous avons trouvé *un ganglion lombaire suppuré*. Quant aux vaisseaux lymphatiques, nous n'avons pu les trouver. La veine cave est saine, elle contient quelques caillots mous, noirs.

Thorax. Les plèvres sont vides, saines ; les poumons sont sains, aérés, crépitants, à peine engoués en arrière.

Cœur et péricarde sains. On trouve dans l'oreillette droite un peu de sang noir coagulé.

Le trou de Botal n'est pas fermé.

Le canal artériel est en voie d'oblitération.

Centres nerveux. Il y a une méningite cérébro-spinale générale. Il n'y a pas d'épanchement dans la grande cavité de l'arachnoïde. Partout le cerveau se présente entouré de pus et de sérosité purulente... Il y a, surtout à la base, un pus verdâtre, peu épais, sous la séreuse viscérale, adhérence de la pie-mère à la pulpe cérébrale. Nous n'avons pas trouvé d'épanchement dans les ventricules. Les veines méningées sont le siége, à la base du cerveau surtout, d'une phlegmasie externe ; elles contiennent des caillots noirs peu solides dans leur intérieur, caillots analogues du reste à ceux qu'on trouve dans le sinus de la dure-mère, et qui n'ont point de caractère bien tranché. On trouve de même la méningite tout le long de la moelle épinière.

Résumé.

La mère allaite son enfant, elle tombe malade et meurt. L'autopsie démontre qu'elle a succombé à une péritonite puerpérale.

L'enfant, soustrait après quarante-huit heures au contact de la mère et confié à une nourrice, meurt après avoir présenté une série de symptômes relatés dans l'observation ; il succombe à un état infectieux, sorte de diathèse se traduisant par la phlegmasie de plusieurs séreuses et par des phlébites. Cette infection a été rapide, analogue à celle dont a été victime la mère. Comment pourrait-on considérer ici l'état morbide des vaisseaux ombilicaux comme le point de départ des accidents généraux ? N'est-il pas plus naturel de voir là des manifestations multiples d'une infection générale ?

OBSERVATION XIV.

Érysipèle et péritonite chez un enfant, né le 19 septembre, mort le 26 septembre.
La mère a succombé à une péritonite, le 25 septembre.

D..., fille, âgée de vingt-huit ans, primipare, est entrée à la Maternité le 19 septembre, et y est accouchée le même jour. L'enfant est né vivant, il pesait 3,200 grammes (mâle). Le travail de l'accouchement a duré 26 heures, et s'est effectué sans l'intervention de l'art. Cette femme a eu une grossesse pénible et débilitante ; 24 heures après un accouchement, elle éprouvait un frisson prolongé, et elle était amenée à l'infirmerie.

Elle avait 120 pulsations,
Le ventre tendu et très-sensible à la pression,
La face altérée, etc.

On lui appliqua 30 sangsues sur le ventre.

Pendant les jours qui suivirent, les symptômes de la péritonite puerpérale se développèrent, et la malade succomba le 25 septembre, à huit heures du soir.

Son enfant avait été allaité par elle pendant les trois premiers jours, puis confié à une nourrice, entre les mains de laquelle il resta 24 heures... On le ramena à l'infirmerie, à cause d'un érysipèle de la face... Il refusait le sein, et même il ne buvait que très-difficilement. Son cri devint moins fort ; ses déjections

étaient à peu près naturelles ; il ne vomissait pas, et n'avait pas le ventre tuméfié ; il demeurait dans un état de torpeur habituelle. L'éryrisipèle ne répon-
dait, comme point de départ, à aucune lésion des téguments ni des orifices de
la face. La tuméfaction était très-considérable ; les paupières bouffies cachaient
complétement les yeux ; les lèvres tuméfiées ne permettaient pas la succion ni
la préhension du biberon ; il ne survint pas de phlyctènes, la rougeur était peu
marquée ; l'enfant devint un peu ictérique ; on vit, dans la dernière journée, apparaître sur la peau des taches ou colorations lie de vin très-étendues, telles
qu'on les voit sur les cadavres ; la respiration était gênée ; on s'aperçut, environ
36 heures avant la mort, que le ventre se tuméfiait, que le creux épigastrique
était effacé ; les bourses furent examinées, elles furent trouvées grosses (non infiltrées). Nous crûmes sentir que la tunique vaginale renfermait du liquide ; il
n'y eut pas de vomissement. Cependant, préoccupés de l'idée qu'une péritonite
pouvait survenir, nous n'avions cessé d'examiner cet enfant, et, malgré l'absence
de certains symptômes, nous avions diagnostiqué cette maladie.

Ainsi cet enfant, né à terme, assez fort, bien conformé, est d'abord resté en
contact avec sa mère pendant trois jours ; le cinquième jour il fut atteint d'un
érysipèle. Or l'érysipèle qui ne reconnaît pas pour cause, pour point de départ,
une plaie, une piqûre, une lésion, est une des manifestations de l'affection
puerpérale, et nous en avons aujourd'hui même des exemples chez plusieurs
femmes de notre service. La présence d'un érysipèle nous fit songer à la possibilité
d'une péritonite, qui effectivement se produisit. L'enfant mourut le 26 septembre.

Autopsie (27 septembre):

L'enfant est bien conformé ; il a 0,50 de long. Voici ce que nous remarquons
extérieurement :

Couleur violacée des téguments, surtout à partir de l'ombilic jusqu'aux pieds ;
Bouffissure de la face ;
Tuméfaction peu marquée du ventre.

Notre première préoccupation est d'ouvrir l'abdomen, afin de constater s'il
y a une péritonite. A peine la paroi abdominale est-elle ponctionnée, que nous
ne conservons plus de doutes à cet égard ; un liquide séro-sanguin épais, tenant
en suspension des corpuscules albuminoïdes, s'écoule hors de la cavité du péritoine ; en même temps, la section de la veine ombilicale nous montre que ce
vaisseau renferme du pus.

Le liquide épanché dans le péritoine peut être évaluée à 12 ou 15 grammes ;
il est poisseux ; les intestins et l'estomac météorisés sont pâles, humides à leur
surface, et recouvert çà et là de fausses membranes molles, qu'on trouve sur-

15

tout situées entre les anses intestinales avec lesquelles elles ont peu d'adhérence. La face inférieure du foie est en partie tapissée par ces fausses membranes, mais elles sont abondantes, principalement dans l'excavation pelvienne, autour du rectum et de l'*S* iliaque ; on en voit aussi sur la rate et sur la paroi abdominale antérieure.

Ces fausses membranes ne paraissent pas anciennes ; elles sont molles, peu résistantes, jaunes, leur adhérence au péritoine est faible ; elles ne forment pas de larges toiles, mais elles sont disséminées et peu volumineuses. Les bourses sont grosses ; la peau n'est pas luisante, et les rides du scrotum ne sont pas effacées complétement. Cependant, si l'on exerce sur elles une pression de bas en haut, on fait refluer par l'un et par l'autre canal inguinal, mais surtout par celui du côté droit, un liquide séro-sanguin louche, tenant en suspension des fausses membranes. Du canal inguinal droit s'échappe un gros flocon albumineux. Le testicule gauche descend plus bas que le droit, et son canal inguinal est plus étroit, comme d'habitude.

Pénétrant dans la cavité vaginale, nous la trouvons tapissée par quelques fausses membranes.

Le péritoine ne présente *nulle part une très-vive injection*. Au niveau des vaisseaux ombilicaux, il n'offre aucune lésion particulière.

Les ganglions mésentériques sont examinés avec soin ; ils sont très-volumineux, durs, vasculaires à leur centre ; nulle part nous ne les avons trouvés suppurés ; nous n'avons pas vu de pus dans les vaisseaux lymphatiques.

Tube digestif. L'estomac contient des gaz et une grande quantité de matières alimentaires ; on y trouve de gros morceaux de lait caillé, une substance glaireuse roussâtre très-abondante ; la muqueuse se détache facilement ; le reste des intestins offre les produits ordinaires d'une digestion normale ; pas de lésions intestinales.

Il n'y a pas eu de vomissements.

La rate a une couleur noirâtre ; elle a une consistance médiocre :

Longueur..................... 0,065
Largeur.................. 0,04 plus grosse que de coutume.
Épaisseur................... 0,08

Elle est recouverte en partie d'une fausse membrane peu épaisse.

Les reins sont sains.

La vessie est vide.

Foie. Cet organe attire notre attention à cause des lésions que nous avons constatées récemment chez un enfant mort dans les mêmes conditions.

Le foie nous paraît avoir, dans certains points, une consistance moindre. Dans

— 115 —

ces mêmes points, il est taché; c'est-à-dire que sa coloration est blanche; une de ces plaques blanches présente à sa surface une sorte de saillie mamelonnée; à l'incision, on reconnaît le tissu hépatique ramolli; et dont les éléments dissociés n'ont pas conservé l'aspect uni que doit avoir la surface du foie sain. Le ramollissement dans les points indiqués où existe la décoloration est très-manifeste; il n'en est pas de même dans les autres parties du foie qui sont plus colorées. Nous enlevons en même temps, et sans les séparer, le foie, le cœur, la veine cave inférieure et le tronc de la veine porte.

La veine cave inférieure n'offre aucune anomalie dans son volume, dans sa distribution, dans sa structure; elle contient du sang noir et quelques caillots noirs, mous, libres. Nous n'y constatons ni phlébite, ni pus, ni caillot fibrineux, depuis les veines iliaques jusqu'à l'oreillette droite.

La veine ombilicale est ensuite incisée.

A son entrée dans le foie, elle est obturée presque complétement par un bouchon fibrineux blanc élastique, résistant, adhérant très-fortement aux parois, et d'un volume assez considérable. Ce caillot est peu étendu; on en trouve plus loin un autre flottant plus petit. La membrane interne est blanche, pâle, humide et tapissée par un liquide purulent peu abondant. On voit par les orifices de quelques-unes des veines qui pénètrent dans le foie des petits caillots peu consistants, qui les tapissent à l'intérieur sans y adhérer complétement; on en extrait quelques-uns; ils semblent ne pas arrêter complétement la circulation dans le lobe gauche. Arrivant au point où la veine devient transversale, on aperçoit l'orifice du canal veineux : là la veine est vide, perméable. On pénètre dans le canal veineux, qu'on trouve obturé par un petit caillot assez adhérent, rouge-blanc, élastique, lequel paraît y avoir interrompu à peu près complétement le cours du sang. Ce canal est du reste assez rétréci, mais non pas autant qu'il l'est quelquefois au huitième jour après la naissance; les parois ne sont ni visqueuses, ni blanches, ni tapissées par du pus. Ce canal s'abouche, comme d'habitude, largement dans la veine cave.

Le tronc de la veine porte est vide et sain; mais aussitôt qu'on arrive au sillon transverse, on voit la branche droite occupée par un caillot fibrineux assez épais, blanc, résistant, vital (la veine ne contient pas de *sang liquide*).

Ce caillot est de même nature que celui de la veine ombilicale; c'est un caillot obturateur; il commence au niveau du lobule de Spigel, et se prolonge, se ramifiant dans les divisions de la veine; il est peu adhérent et plus petit que le calibre de la veine. La veine est pâle; on n'y trouve pas de pus; son aspect n'est pas le même que celui de la veine ombilicale. La lésion de la veine ombilicale, consistant dans l'état purulent de sa surface interne, s'arrête un peu avant le sil-

lon transverse, et par conséquent la branche droite de la veine porte est encore
assez éloignée de ce point. Nous avons été porté malgré nous à voir une relation
de cause à effet entre le ramollissement partiel du foie, qui est surtout notable
à droite, et l'oblitération du tronc droit de la veine porte par un caillot fibrineux.
Dans les points du foie que nous avons indiqués comme ramollis la substance
hépatique est presque diffluente, quoique le reste de l'organe soit ferme et quoique aucun autre viscère n'offre trace de décomposition cadavérique. (Ces points
ramollis ne ressemblent pas à des abcès, du moins nous n'y avons pas trouvé
de pus.)

Les veines sus-hépatiques sont saines et contiennent seulement un peu de sang
noir en partie coagulé.

Système ombilical. En remontant du foie vers l'ombilic, on trouve la veine rétractée, épaisse, et contenant du pus qui tapisse ses parois; sa membrane interne est blanche, grenue, boursouflée. Au niveau de de l'anneau ombilical, la
veine est fermée par froncement, et l'on voit un petit caillot rouge, solide, très-
adhérent, qui la bouche à son extrémité.

Les artères sont plus grosses que de coutume, renflées surtout au voisinage de
l'anneau. Au niveau des pubis, elles sont cylindriques, étroites, et obturées par
un caillot rouge, élastique, très-adhérent, lequel est sain et intercepte absolument toute communication avec l'artère hypogastrique ; ce caillot se prolonge
jusqu'au tiers inférieur de l'artère. Plus haut, les artères sont épaisses ; leur
membrane interne est boursouflée, molle, blanche, humide : c'est l'état que
nous appellerons *éliminatoire escharotique.* A leur extrémité, le ramollissement et
l'amincissement sont à leur dernier terme, et l'ulcération circulaire de la membrane moyenne est presque complète.

L'ombilic n'offre rien d'anormal ; le cordon est détaché ; la cupule ombilicale
est grise, humide. Il n'y a aucun signe de phlegmasie insolite dans l'ombilic, ni
sur la peau qui l'environne.

Le point de départ de la maladie ne nous paraît pas être à l'ombilic.

Le cœur contient du sang noir et quelques caillots mous ; rien d'insolite ; le
trou de Botal est presque fermé.

Le canal artériel est rétréci, mais non oblitéré.

Il n'y a pas d'épanchement dans le péricarde.

Crâne. Rien à noter. Méninges saines ; quelques caillots noirs (sans caractère
morbide) se voient dans les sinus. Le cerveau est un peu congestionné, sain. Les
plèvres et les *poumons* n'offrent aucune lésion.

Résumé.

Une femme accouche, et bientôt elle succombe à la péritonite puerpérale.

Son enfant ne tarde pas à présenter des symptômes morbides. Un érysipèle se montre à la face, puis les signes de la péritonite apparaissent ; il meurt.

L'autopsie montre qu'il a succombé à la péritonite.

Cette observation présente un intérêt particulier, à cause des lésions trouvées dans les veines du foie et dans la substance même de cet organe.

OBSERVATION XV.

Péritonite chez un enfant né le 20 septembre, mort le 29 septembre.
La mère n'a pas été malade.

La fille R..., âgée de dix-neuf ans, primipare, arrivée au terme ordinaire de la grossesse, est entrée à la Maternité le 20 septembre. Le même jour, après un travail de cinq heures, elle est accouchée naturellement d'un enfant mâle vivant, du poids de 3,000 grammes. Son accouchement n'a été suivi d'aucun accident, et elle a quitté l'hospice, convalescente, au bout de neuf jours.

L'enfant a d'abord été allaité par sa mère, chez laquelle la sécrétion du lait s'établit mal. Au bout de cinq jours, il fut confié à une nourrice ; il prit mal le sein et parut souffrant ; il aurait eu, au dire de la nourrice, des selles sanguinolentes. Sa face était pâle, son ventre très-gros ; il criait et semblait souffrir. On cessa de l'allaiter pendant les deux derniers jours ; il ne paraît pas qu'il ait vomi. Il mourut à trois heures du matin, le 29 septembre.

Cet enfant n'a pas été vu par nous pendant la vie.

Autopsie.

Nulle lésion extérieure ; pas de putréfaction.

Le ventre est tuméfié ; la face est très-pâle, un peu grimaçante ; les membres sont roides.

A peine le scalpel a-t-il percé la paroi abdominale, qu'il s'écoule une sérosité citrine très-colorée, trouble, dont la nature n'est pas douteuse ; c'est le produit d'une phlegmasie. En effet nous trouvons dans la cavité péritonéale 15 ou 20 grammes de ce liquide tenant en suspension des corpuscules albuminoïdes nombreux. En outre une fausse membrane étendue, pelotonnée, mince, molle, transparente, se voit dans le bassin.

Les intestins sont humides et visqueux à leur surface, ainsi que la paroi séreuse abdominale. Les canaux inguinaux sont fermés, et les cavités vaginales ne contiennent aucun liquide ; cela s'explique par l'âge de l'enfant. En effet la péritonite est récente, et l'enfant, né à terme, est âgé de neuf jours passés.

Les intestins sont gonflés par des gaz ; l'estomac est tendu ; en le pressant, on fait sortir par la bouche et par les narines un liquide jaune verdâtre caractéristique. Nous reconnaissons là les matières des vomissements qui ont lieu dans les cas de péritonites. L'estomac et les intestins grêles contiennent, avec beaucoup de gaz, un liquide claire jaune verdâtre.

Les ganglions mésentériques sont sains.

La rate n'est pas ramollie ; son volume est ordinaire ;

       Longueur....................... 0,05
       Largeur........................ 0,05

Le foie a une couleur brune rougeâtre ; sa densité est normale. Un mince caillot veineux, noir, peu résistant, aplati, non adhérent, se voit dans la veine ombilicale, la veine porte et ses divisions (produit pendant l'agonie).

Le canal veineux est encore très-large et perméable, non-seulement dans son parcours, mais aussi à ses orifices.

Poitrine. Plèvres saines, poumons sains.

Le cœur contient dans ses cavités droites et dans les oreillettes une quantité considérable de sang noir coagulé.

Le canal artériel est rétréci, et ce rétrécissement est tel, qu'il nous semble que le sang n'y devait plus passer.

Le cerveau est pâle, ferme, sain.

Méninges saines.

Système ombilical. L'ombilic représente en dehors deux cercles concentriques avec un infundibulum ; il n'y a plus trace de cordon. La peau, examinée autour de l'ombilic et sur toute la surface du corps, n'offre nulle part une apparence érysipélateuse. Au fond de la cupule ombilicale, qui est grisâtre et humide, mais déjà un peu détergée, se voit l'orifice fermé par un petit caillot élastique adhérent de la veine ombilicale, laquelle est vide ailleurs, sauf dans le foie.

Les deux artères se prolongent encore jusqu'à l'anneau ombilical ; elles s'y termînent en cônes mous, blancs; leurs extrémités sont amincies, flottantes. Deux caillots obturateurs fixes, très-adhérents, anciens, les oblitèrent complétement.

Résumé.

Une femme jeune, d'une bonne santé, accouche, au terme normal, d'un enfant vivant bien constitué; les suites de couches ne sont accompagnées d'aucun accident. Au bout de neuf jours, cette femme sort guérie de l'hospice.

Son enfant est atteint d'une péritonite, six jours après sa naissance.

L'autopsie nous montre des lésions bornées à la cavité séreuse de l'abdomen ; l'ombilic et les vaisseaux ombilicaux ne sont le siége d'aucune altération.

OBSERVATION XVI.

Péritonite chez un enfant né le 29 septembre, mort le 1ᵉʳ octobre.
La mère a succombé à une péritonite, le 5 octobre.

La fille B..., âgée de vingt - deux ans, primipare, est entrée, le 19 septembre, à la Maternité. Le 29 septembre, elle a mis au monde, après un travail de cinq heures, un enfant (fille) vivant, du poids de 3,000 gram.; quatorze heures après l'accouchement, elle fut prise de frisson et transportée à l'infirmerie. Elle n'avait pas donné le sein à son enfant. Le 5 octobre, elle mourut après avoir présenté tous les signes de la péritonite puerpérale; le diagnostic fut confirmé par l'autopsie.

L'enfant a refusé le sein constamment; il était engourdi, torpide, et paraissait souffrant; sa face était pâle; son ventre devint énorme dès le premier jour; il rejeta par des vomissements les liquides qu'on introduisait dans son estomac. Nous le vîmes le deuxième jour après sa naissance; il offrait tous les signes de la péritonite :

Tuméfaction du ventre,

Vomissements,

Altération des traits,

Cris plaintifs,

Respiration haute et courte.

Des marbrures et des taches larges d'une teinte livide sur la peau semblaient annoncer une sorte de putréfaction anticipée; on fit appliquer de l'onguent mercuriel sur le ventre. Il mourut quarante-huit heures après la naissance.
L'autopsie ne put être faite.

Résumé.

On est frappé de voir la mère et l'enfant succomber rapidement comme sidérés; il semble qu'on ne puisse pas se refuser à voir là une influence commune.

OBSERVATION XVII.

Méningite et péritonite chez un enfant né le 21 septembre, mort le 5 octobre.
La mère a été malade; elle a survécu.

La fille V..., âgée de vingt et un ans, primipare, est entrée à la Maternité le 21 septembre, et y est accouchée, le même jour, après un travail de quatre heures, d'un enfant vivant, du poids de 3,600 gram. (fille); quarante-huit heures après son accouchement, elle fut transportée à l'infirmerie, où elle est demeurée jusqu'au 5 octobre, c'est-à-dire quatorze jours pleins; pendant ce temps, son enfant a séjourné également à l'infirmerie au milieu d'un grand nombre de femmes qui sont mortes de péritonite puerpérale. Cette femme a présenté les symptômes morbides suivants :

Au début, frissons, 120 pulsations, face très-colorée, peau moite, douleur localisée dans la région utérine; 30 sangsues furent appliquées sur le ventre.

Le lendemain, 120 pulsations; face moins colorée; douleur abdominale moindre; la sécrétion laiteuse s'établit imparfaitement; elle donne le sein à son enfant. Le surlendemain, amélioration; persistance de la fièvre à un degré moindre.

Pendant les jours suivants, l'amélioration s'est soutenue; il n'y a eu, comme on le voit, aucun symptôme très-grave.

La malade a quitté l'hospice, le 5 octobre, dans un état de santé très-satisfaisant.

L'enfant est né fort et bien constitué; il fut d'abord allaité par sa mère; puis il fut nourri au biberon, et relégué dans le berceau commun où il demeura pendant dix jours.

Le 3 octobre, je le vis pour la première fois; il avait de l'œdème de la vulve et de l'érythème des fesses; il était maigre; son pied gauche était œdématié.

Le 4, à six heures du matin, on remarqua qu'il avait des convulsions; sa face était pâle, ses traits altérés, il poussait des cris aigus. Je l'examinai à huit heures du matin, et le trouvai dans l'état suivant:

Décoloration de la face.

Tuméfaction du ventre qui paraît très-sensible à la pression et rend un son tympanique.

Nulle trace d'érysipèle sur le tronc.

Le pied gauche est le siége d'un phlegmon qui s'étend depuis la malléole interne jusqu'à la face dorsale des orteils; phlegmon non suppuré encore.

Érythème de la vulve et des fesses.

Cri fort et continu, etc.

Description d'une attaque convulsive.

Tout à coup le cri cesse; l'enfant se roidit, tourne la tête à droite et agite les bras et les jambes. Les mouvements des bras sont plus étendus et plus lents que ceux des jambes, lesquelles sont agitées comme par une sorte de frémissement. Les pouces sont pris par les autres doigts. La face est d'abord assez rouge, puis elle pâlit; à la fin de l'accès, elle est cyanosée (les lèvres sont bleues); une écume blanche sort de la bouche. La respiration est anxieuse, entrecoupée, heurtée, on la voit à peine s'effectuer; il y a des secousses rapides du diaphragme, desquelles résulte le bruit d'un choc sur les intestins, dans lesquels ces mouvements font cheminer des gaz (ce bruit très-remarquable n'est pas signalé par les auteurs, on dirait presque que l'on frappe sur un tambour de basque). Les paupières ne se ferment pas; elles sont agitées de clignements rapides.

Les yeux oscillent latéralement; les pupilles n'offrent rien de particulier.

La bouche est très-agitée et mâchonne sans cesse.

Le tronc éprouve aussi quelques mouvements.

Le cri est supprimé; seulement de temps à autre, une petite plainte s'échappe.

L'attaque a duré quatre minutes; au bout de sept à huit minutes l'enfant recommence à crier; il refuse la boisson qu'on veut introduire dans sa bouche.

Cet enfant a vécu encore seize heures après le moment où nous l'avions examiné; nous l'avons vu plusieurs fois dans cet intervalle; il a été impossible de le faire boire, sa bouche étant fermée et sa langue restant immobile; il était *pâle*; *il avait eu environ quatre attaques dans une heure.* Dans l'intervalle de ces attaques, dont la durée moyenne était de trois à quatre minutes, il n'offrait ni dyspnée, ni hémiplégie faciale. Il succomba à deux heures du matin, le 5 octobre; il n'avait pas vomi.

16

Autopsie (6 octobre).

Il n'y a pas de putréfaction.

Le ventre est ballonné et sonore.

Les membres sont contracturés, et les mains ont conservé la flexion, le pouce étant fléchi sous les autres doigts ; il y a sur la face, qui est très-pâle, une expression de souffrance ; le pied gauche est tuméfié.

Tête. L'incision du crâne étant faite circulairement, et les membranes étant ouvertes du même coup, il s'écoule environ 7 ou 8 grammes de sérosité citrine purulente, laquelle est épanchée sous l'arachnoïde viscérale. La grande cavité de l'arachnoïde est vide ; l'épanchement sous-arachnoïdien est considérable ; il n'est pas isolé, n'a pas de foyer ; il est partout répandu, aussi bien au sommet qu'à la base ; le liquide n'est pas du pus crémeux, verdâtre, c'est de la sérosité trouble qui tourne au pus dans quelques points seulement ; il n'y a pas d'adhérence entre la pie-mère et le cerveau.

Les ventricules contiennent un petit épanchement séreux ordinaire ; la substance cérébrale n'offre ni abcès, ni foyers apoplectiques, ni ramollissement partiel, ni piqueté. Le cerveau est en général ramolli (effet cadavérique).

Les méninges *rachidiennes* nous ont paru avoir subi, à un moindre degré que les cérébrales, l'influence phlegmasique ; on trouve, sous l'arachnoïde rachidienne, un épanchement séreux, trouble, peu abondant.

Les veines n'ont rien présenté de notable.

Cavité thoracique. Pas d'épanchement dans les plèvres.

Les poumons sont engoués, gorgés de sang.

Les bronches contiennent une écume abondante.

Le cœur est volumineux, rempli de sang noir.

Le trou de Botal n'est pas tout à fait oblitéré.

Le canal artériel est presque obturé du côté de l'artère pulmonaire.

Abdomen. — Tuméfaction considérable des intestins. Ce météorisme est analogue à celui qu'on trouve chez les femmes qui ont succombé à des péritonites ; pourtant, il faut dire aussi que cette tuméfaction gazeuse n'est pas rare dans les cas de méningite ; elle se produit sous l'influence de la perversion des fonctions nerveuses.

On ne voit pas d'épanchement séreux ou purulent dans le péritoine ; cependant une fausse membrane rouge adhère à la paroi abdominale antérieure sur les côtés de la vessie, en arrière de l'artère ombilicale du côté droit. En détachant la rate, on voit qu'elle adhère à la paroi abdominale par l'intermédiaire de fausses membranes rouges assez résistantes qui ternissent sa surface ; c'est là une péritonite sèche.

La veine ombilicale contient du pus ; ce pus est épais, blanc, crémeux, et n'est point mélangé de sang ; la veine en est remplie depuis l'ombilic, où elle est fermée et encore adhérente, jusque dans le foie ; là, après avoir raclé avec le scalpel le pus épais qui l'encombre, nous trouvons la branche gauche de la veine porte tapissée de pus ; du centre des ramifications qu'elle envoie dans le lobe gauche, surgissent des caillots en massue, dont une extrémité adhère faiblement aux parois de ces vaisseaux ; ces caillots sont rouges, élastiques, assez résistants.

On trouve du pus même à l'orifice du canal veineux dans la veine porte ; mais un petit caillot cylindrique adhérant, par l'une de ses extrémités, à la paroi du canal, semble intercepter plus ou moins le passage ; cependant la partie de ce canal qui aboutit à la veine cave, cette veine elle-même, et les veines sus-hépatiques, paraissent saines et contiennent un peu de sang liquide.

La substance du foie ne nous a pas paru altérée.

Artères ombilicales. L'artère du côté droit est remarquable par son volume considérable ; elle est renflée et comme noueuse à sa partie moyenne ; du côté de l'artère hypogastrique elle est oblitérée par un caillot en massue, ancien, dur et adhérent. En haut, vers l'ombilic, elle est descendue dans sa gaîne, amincie et effilée ; là le caillot est désorganisé ; dans la partie renflée de l'artère, on trouve du pus (débris purulent du caillot) ; la membrane interne y est pâle et ramollie ; ce foyer est isolé du torrent circulatoire par le caillot situé au-dessous.

L'autre artère offre tous les caractères physiologiques.

Pied gauche. On trouve une *infiltration purulente* dans le tissu cellulaire circummalléolaire.

Résumé.

Une femme, jeune et saine, met au monde un enfant fort et bien portant ; la mère, après quelques accidents qui n'ont pas mis sa vie en danger, sort de l'hospice guérie.

L'enfant, soumis aux plus mauvaises conditions hygiéniques, dans une atmosphère insalubre, au milieu d'un foyer épidémique, nourri au biberon, affaibli, devient malade quatorze jours après la naissance ; il meurt après avoir présenté les symptômes de la méningite et de la péritonite.

L'autopsie montre un ensemble de lésions qui indique un état morbide généralisé :

Méningite,
Péritonite,
Phlébite ombilicale,
Phlegmon du pied.

OBSERVATION XVIII.

Péritonite chez un enfant né le 2 octobre, mort le 12 octobre.
La mère a eu une infection purulente; elle a survécu.

La femme est âgée de vingt ans, elle est d'une taille au-dessus de la moyenne, bien conformée et bien portante ; elle a vécu jusqu'à l'âge de dix-huit ans à la campagne (Meurthe) ; elle n'a jamais gardé le lit plus d'un jour, si ce n'est lorsqu'elle est accouchée, il y a un an, pour la première fois ; sa grossesse a été heureuse.

Pendant le cours de cette seconde grossesse, elle n'a éprouvé aucun malaise, elle a travaillé jusqu'au dernier jour ; elle est entrée à six heures moins un quart, le dimanche 2 octobre, à la Maternité ; à six heures, elle a mis au monde un enfant mâle vivant, du poids de 3,400 grammes. Ainsi cette femme est entrée à l'hospice un quart d'heure avant d'accoucher ; elle demeurait à Paris chez elle, se nourrissait bien et n'éprouvait aucun malaise... On ne peut invoquer ici une cause morbide antérieure à l'accouchement. Quel a été pour la mère et pour l'enfant le résultat du séjour dans le foyer épidémique ?

Pendant les deux premiers jours, elle a allaité son enfant, et ni l'un ni l'autre n'ont présenté de symptômes morbides. La sécrétion du lait s'est établie régulièrement le troisième jour. A la fin du troisième jour, un mouvement fébrile se manifesta chez la mère ; son enfant lui fut retiré et fut nourri au biberon ; il n'a plus été mis depuis en contact avec elle ; cependant la fièvre fut continue le lendemain et le surlendemain ; la sécrétion laiteuse se tarit, les seins devinrent flasques ; il y eut de l'exaltation intellectuelle ; mais on ne trouvait nulle part de lésion d'*organopathie* qui fût en rapport avec l'état général ; enfin, le 10 octobre, on trouva des signes d'infection purulente :

Langue rouge et sèche,
Diarrhée,
120 pulsations,

— 125 —

Phlegmons multiples dans les muscles des bras et des jambes ;

Frissons et sueurs, sudamina.

Il n'y avait aucun signe de phlegmasie utérine ou péritonéale. Cette femme, vigoureusement constituée, résista à la maladie; nous ouvrîmes plusieurs abcès; il ne survint pas de nouveaux accidents; elle put quitter l'hospice, le 19 octobre, dans un état de santé qui n'était par encore la convalescence.

L'enfant fut nourri au biberon; on nous le présenta, le 9 au soir; il criait, il avait vomi plusieurs fois.

Le 10, on remarqua qu'il devenait *jaune*; nous l'examinâmes avec soin et ne découvrîmes aucun symptôme grave. On ne put trouver de nourrice ; il fallut garder cet enfant à l'infirmerie, où il fut placé dans le berceau commun.

Le 10 au soir, l'enfant buvait avec peine; il semblait engourdi ; son ventre était tuméfié; ses gardes-robes étaient normales; la peau n'offrait aucune trace de phlegmasie ni autour de l'ombilic, ni en aucun autre point.

Le lendemain, on trouva le ventre plus gros, l'ictère plus marqué, les bourses tuméfiées, l'indifférence pour l'alimentation plus grande ; les cris étaient fréquents, la tête était pendante... Notre pensée fut que l'enfant était atteint d'une infection générale comme sa mère. En effet cette infection produit, dans l'apparence des enfants, des modifications très-différentes de celles qu'on observe dans les maladies aiguës inflammatoires ordinaires; dans celles-ci, il y a de l'agitation, de la rougeur, de la face, etc. Ici rien de semblable..., il y a stupeur..., sorte d'*état typhique, adynamique.*

On n'a pas vu cet enfant vomir.

Ce qui nous a frappé surtout dans ce cas, c'est :

La jaunisse,

L'état de langueur,

La tuméfaction du ventre,

L'œdème des bourses.

Cet œdème nous parut être dans le tissu cellulaire sous-cutané ; on ne percevait pas la sensation d'un épanchement dans la tunique vaginale.

L'enfant mourut le 12 octobre (cinq heures du soir).

Un autre enfant, couché dans le même berceau commun en même temps que celui-ci, est mort le surlendemain dans les mêmes conditions (voir l'observation suivante).

Autopsie pratiquée le 14 octobre, à huit heures du matin, en présence de M. le professeur Moreau.

Il y a déjà putréfaction; l'épiderme s'enlève à la face et aux épaules; teinte verdâtre de l'abdomen.

Cavité abdominale. Le ventre est tuméfié, ballonné, sonore, la cavité péritonéale contient environ 20 grammes de sérosité sanguinolente trouble. Ce seul épanchement suffirait pour justifier nos prévisions, mais on trouve ici tous les signes de la péritonite; des fausses membranes épaisses, molles, grisâtres, sont déposées et adhèrent au péritoine.

De longs filaments vont du bassin à l'*S* iliaque du colon; des anses intestinales sont accolées par cette même substance que l'on trouve aussi déposée à la surface du foie et sur la face convexe de la rate.

Le canal inguinal du côté droit est fermé, mais celui du côté gauche est encore ouvert. On trouve dans la cavité vaginale gauche un épanchement de sérosité citrine avec des fausses membranes minces et transparentes.

La rate offre une remarquable ampliation; elle déborde les côtes et se présente avec des proportions qui sont presque celles d'une rate d'adulte.

Longueur...................... 0,07
Largeur...................... 0,04
Épaisseur...................... 0,025

Elle n'est pas ramollie; à la coupe, elle est d'une teinte brune noirâtre.

Tube digestif. L'estomac est très-gros et contient, en même temps que du lait caillé, une grande quantité de liquide brun bilieux très-analogue à celui qu'on rencontre dans l'estomac des femmes qui ont succombé à la péritonite puerpérale; la muqueuse est ramollie... (?). Le reste du tube digestif contient des gaz et une matière liquide roussâtre...; il n'y a pas d'éruption intestinale; les ganglions sont sains: le foie a éprouvé un ramollissement cadavérique.

La veine ombilicale est vide et saine; le canal veineux est facilement traversé par un stylet.

Les reins sont normaux.

La vessie est vide.

Cavité thoracique. Les plèvres, les poumons, le péricarde, ne présentent aucune lésion.

Du sang noir semi-liquide est contenu dans le cœur.

Le trou de Botal est largement ouvert; le canal artériel est presque oblitéré.

Crâne. Les méninges sont saines; le cerveau est mou (décomposition cadavérique).

Système ombilical. L'ombilic est froncé, fermé par une croûte; il n'y a plus de trace de cordon; la cupule ombilicale est grise et contient quelques détritus.

La veine ombilicale est vide dans toute son étendue.

Les artères renferment un long caillot cylindrique fibrineux, rose, ferme, très-adhérent, en massue, etc. (état normal).

Résumé.

Une femme, jeune et bien portante, met au monde un enfant fort
et vivace. Trois jours après l'accouchement, elle présente les symptômes de l'infection puerpérale (à forme d'infection purulente); elle
guérit. L'enfant offre les symptômes d'une infection analogue, il
meurt; on trouve à l'autopsie une péritonite.

Chez cet enfant, la maladie a eu une forme spéciale, la forme adynamique. Il ne faudrait pas croire que ce fût un fait isolé; la forme
varie suivant le *génie particulier* de chaque épidémie. On verra, dans
les observations qui suivent, que tous les enfants qui ont succombé
dans la même période épidémique ont présenté une forme identique de l'affection, et l'on pourra constater qu'il existe comme un air
de ressemblance entre ces observations qui se suivent. Il ne saurait
en être autrement : c'est une loi générale, que chaque épidémie a
son cachet propre.

On remarquera qu'il n'y avait ici aucune lésion de l'ombilic ni des
artères ombilicales, et si l'on admettait que néanmoins la maladie a
pu s'introduire par cette voie dans l'économie, il faudrait au moins
reconnaître qu'elle n'a laissé aucune trace de son passage dans les
points où elle a pris naissance.

OBSERVATION XIX.

Péritonite chez un enfant né le 8 octobre, mort le 14 octobre.
La mère a été malade ; elle a survécu.

La femme H..., âgée de trente-deux ans, primipare, d'une bonne santé, bien
conformée, est accouchée le 8 octobre 1853, après un travail de huit heures.
L'enfant, du sexe féminin, est né vivant; il avait atteint le terme ordinaire, sa
longueur était de 50 centimètres.

Deux jours après l'accouchement, cette femme eut des frissons et de la fièvre.
Pendant quatre ou cinq jours, elle eut 112 pulsations, quelques douleurs abdo-

minales; on la purgea; ces accidents cessèrent, et, le 17 octobre, elle partit convalescente.

L'enfant n'a point été allaité par sa mère, chez laquelle la sécrétion du lait ne s'est point établie; il a d'abord été nourri au biberon, puis confié à une nourrice, qui vint nous le montrer le 12 octobre, disant qu'elle ne pouvait lui faire prendre le sein, qu'il vomissait et qu'il semblait malade. Nous le vîmes alors pour la première fois; il avait une teinte jaune ictérique très-prononcée, son ventre était tendu par des gaz, il vomissait les liquides ingérés dans l'estomac; ce qui nous frappa surtout, ce fut la stupeur dans laquelle il était plongé.

L'ictère,

Les vomissements,

Le balonnement du ventre,

La torpeur,

Et, de plus, j'ajouterai, l'état morbide de la mère, me firent considérer l'état de cet enfant comme infectieux. La péritonite me parut probable.

L'enfant mourut le 14 octobre.

Autopsie pratiquée le 15 octobre, à deux heures et demie.

Il n'y a pas de putréfaction.

Les membres sont roides, demi-fléchis.

La face est remarquable par une teinte ictérique très-prononcée.

Il y a des marbrures violettes sur les membres.

Le ventre est tuméfié, l'ombilic est encore adhérent au cordon desséché, nulle trace de phlegmasie à la peau.

Cavité abdominale. 7 ou 8 grammes de sérosité sanguinolente, épaisse et trouble, sont contenus dans la cavité péritonéale. En outre, on trouve sur la paroi abdominale antérieure et dans le bassin, derrière l'utérus, ainsi que sur le cœcum, de longs filaments pseudo-membraneux ténus et transparents, lesquels adhèrent mollement au péritoine. Cette péritonite paraît être de date récente et peu intense, mais elle n'en offre pas moins tous les caractère voulus.

L'estomac est petit et ne renferme qu'une matière glaireuse jaunâtre; les matières contenues dans les intestins, la muqueuse intestinale, ne présentent rien d'anormal.

Les ganglions mésentériques sont sains.

La rate est plus grosse (un peu) que de coutume.

Longueur............ 0,06
Largeur............ 0,03
Epaisseur............ 0,02

Elle n'est pas recouverte de fausses membranes; son tissu n'offre rien d'anormal, il est noir et assez friable.

Les reins sont un peu congestionnés.

La vessie est vide.

Le foie est gorgé de sang noir liquide, les vaisseaux ont leur apparence ordinaire, le canal veineux est large et vide, nulle lésion.

Système ombilical. Le cordon desséché est facilement arraché; on voit alors les trois vaisseaux situés au centre de l'ombilic; la veine est froncée, rétrécie; quelques débris de caillot rouge aident à son oblitération à son extrémité; dans l'abdomen, elle est grosse, et contient un très-gros caillot cylindrique noir, mou, non adhérent, qui n'offre rien de morbide et pourrait bien s'être produit pendant l'agonie.

Les artères se terminent dans l'ombilic en une extrémité effilée, mince, de couleur ardoisée; un caillot, qui va grossissant, se prolonge jusque vers l'artère hypogastrique; ce caillot, très-adhérent en haut, l'est moins en bas, où il se termine en massue; il est compacte, dur, rouge, élastique, cylindrique, et offre tous les caractères d'un caillot obturateur fixe.

Ainsi il n'y a nulle lésion du système ombilical.

Cavité thoracique. Plèvres saines, poumons engoués fortement en arrière des deux côtés, cœur rempli de sang noir coagulé, trou de Botal presque fermé, canal artériel un peu rétréci.

Cerveau. Ramollissement cadavérique, méninges saines.

Les sinus de la dure-mère contiennent du sang noir coagulé.

Résumé.

La mère est une femme saine et bien constituée, elle accouche naturellement; bientôt elle éprouve des accidents généraux sans localisation (sans organopathie); elle guérit.

L'enfant succombe à une péritonite; l'affection a eu chez lui la forme adynamique.

Le système ombilical n'a été pour rien dans la production de la maladie.

OBSERVATION XX.

Péritonite chez un enfant né le 16 octobre, mort le 21 octobre.
La mère n'a pas été malade.

La femme M..., âgée de vingt et un ans, primipare, est entrée à la Maternité le 16 octobre, et y est accouchée le même jour, après un travail de douze heures, d'un enfant mâle pesant 2,300 grammes (né avant terme). Cet enfant est mort le 21 octobre.

La mère ne paraît pas avoir été malade; elle n'a point été transportée à l'infirmerie, et n'a pas été vue par nous; nous manquons complétement de détails également sur les phénomènes morbides que l'enfant a présentés pendant la vie.

Autopsie (23 octobre).

Nous trouvons cet enfant à l'amphithéâtre, sa longueur est de 0,45; il paraît né dans le huitième mois, il n'offre aucune lésion extérieure; le cordon desséché n'est pas tombé.

Le ventre est très-gros, météorisé, et rend un son tympanique; les angles des lèvres et les ouvertures des narines sont tachés par un liquide sanguinolent, les membres sont fléchis et roides, les bourses sont infiltrées, la peau offre une teinte jaune-paille.

L'incision des parois de l'abdomen donne lieu à l'écoulement d'un liquide roussâtre, poisseux (15 grammes environ). A mesure que nous détachons la paroi abdominale, nous remarquons des adhérences entre le péritoine pariétal et la surface du foie et des intestins; ces adhérences se font par l'intermédiaire d'une fausse membrane molle, grisâtre. On voit vers le bassin une fausse membrane rouge, comme vasculaire (apparence), étendue sur le péritoine pariétal, auquel elle adhère légèrement.

Le péritoine ne présente pas d'injection vasculaire; l'épaisseur de ces fausses membranes n'est pas grande, mais leur résistance et leur élasticité sont plus marquées que de coutume; elles sont accumulées en grand nombre dans l'excavation pelvienne, où quelques-unes, libres ou roulées sur elles-mêmes, sont très-colorées et ressemblent à des caillots; elles en diffèrent cependant en ce que : 1° elles peuvent être déroulées et étalées; 2° elles sont élastiques, et non friables.

La quantité de ces fausses membranes est considérable; on les trouve unissant entre elles des anses intestinales et déposées sur presque tout le mésentère ; elles unissent la rate à la paroi abdominale ;

Entre la vessie et le rectum, etc.

En incisant les bourses, nous trouvons une infiltration de sérosité limpide jaunâtre dans le tissu cellulaire ; la tunique vaginale du côté gauche est vide, le canal inguinal étant fermé. A droite, on trouve dans la cavité vaginale un peu de liquide roussâtre (le canal inguinal est ouvert).

La rate s'est accrue dans tous ses diamètres.

> Longueur............... 0,06
> Largeur............... 0,04
> Épaisseur............... 0,025

Son tissu est ferme et d'une teinte rouge brune. Sans doute le volume de la rate est variable, mais c'est sa forme surtout plutôt que son volume qui varie ; elle est plus ou moins allongée, découpée ; ici ce n'est pas un seul de ses diamètres qui s'est accru, ce sont tous ses diamètres.

Il ne faut pas oublier que cet enfant n'a que 0,45 de longueur : or sa rate a 0,06 de longueur et 0,04 de largeur, ce qui correspondrait à une rate de 0,16 sur 0,10 chez un adulte.

Sur un enfant de 0,47 de long dont nous avons fait l'autopsie le même jour, et qui était mort à la suite d'une fonte purulente de l'œil, d'une diarrhée, nous avons trouvé la rate beaucoup plus petite dans tous ses diamètres, ainsi qu'on peut le voir :

> Longueur............... 0,035
> Largeur............... 0,025
> Épaisseur............... 0,005

De telles variations dans le volume d'un organe ne sont pas possibles, si ce n'est sous l'influence d'un état morbide.

Les reins sont pâles.

Le foie est ferme, d'une couleur rouge brune, et paraît sain.

La veine ombilicale et la veine porte contiennent un peu de sang liquide. Le canal veineux est très-rétréci.

La *vessie* contient quelques gouttes d'urine très-colorée ; elle est, à l'intérieur, tachetée, piquetée de petites mouchetures bleuâtres qui ressemblent aux *pétéchies scorbutiques* (ecchymoses sous-muqueuses). Cet état de la membrane muqueuse vésicale nous paraît être d'accord avec l'état particulier des fausses membranes trouvées dans le péritoine, lesquelles sont rouges, fortement colorées et teintes par du sang ; il y a ici comme une sorte d'état scorbutique.

Le tube digestif renferme des gaz et des matières fécales tout à fait normales.

Système ombilical. Le cordon est encore solidement fixé, l'épiderme même n'est pas encore détaché au pourtour de l'ombilic; on trouve un caillot noir peu adhérent à l'extrémité de la veine ombilicale vers l'anneau. Cette veine est saine. Les artères contiennent chacune un caillot ferme assez adhérent (état physiologique).

Thorax. Les plèvres sont saines; les poumons sont un peu engoués aux deux bases; les grosses bronches renferment un long caillot sanguin noir, non adhérent, qui se prolonge dans leurs ramifications sans intercepter complétement le passage à l'air. Ainsi se trouvent expliquées les traces d'écoulement sanguin par la bouche et par les narines. Nous voyons ici la confirmation d'un état scorbutique.

Le péricarde est sain; le cœur est vide complétement; le trou de Botal est en voie d'occlusion; le canal artériel est vide et perméable.

Cavité crânienne. On voit un peu de sérosité limpide épanchée entre l'arachnoïde et la pie-mère; il n'y a pas de piqueté cérébral; un petit épanchement séreux existe dans les ventricules.

Les sinus contiennent un peu de sang liquide.

Résumé.

Cette observation se réduit à une autopsie; elle perd par conséquent une grande partie de l'intérêt qu'elle aurait pu présenter, s'il nous avait été donné d'observer l'enfant pendant sa vie; néanmoins elle montre une des formes de la péritonite *neonatorum*, caractérisée par une altération du sang, par des hémorrhagies...

S'il nous était permis d'introduire dans ce mémoire des observations étrangères au titre que nous avons choisi, nous montrerions la fréquence de l'état scorbutique chez les nouveau-nés... Dans le moment où nous avons recueilli l'observation précédente (mois d'octobre), nous avons trouvé des signes d'altération du sang, se traduisant par des hémorrhagies à la peau, dans les séreuses, dans la vessie, et même dans le tube digestif, chez un certain nombre d'enfants; il nous a paru qu'il y avait là une influence épidémique.

OBSERVATION XXI.

Convulsions, péritonite, chez un enfant né le 30 octobre, mort le 2 novembre.
La mère a succombé a une péritonite, le 2 novembre.

N..., fille âgée de dix-huit ans, enceinte pour la seconde fois et arrivée au terme de la grossesse, est entrée à la Maternité le 28 octobre 1853. Le 30 octobre, dans la soirée, elle mit au monde, après un travail de trois heures, un enfant du sexe féminin vivant, du poids de 3,200 grammes.

Cette femme présentait alors toutes les apparences de la santé. Le lendemain elle éprouva des frissons, puis bientôt tous les symptômes d'une péritonite puerpérale des plus graves, à laquelle elle succomba le 2 novembre, le troisième jour après son accouchement.

L'autopsie confirma le diagnostic.

L'enfant était resté en contact avec sa mère pendant la première journée. Le 1er novembre, dans la seconde moitié du jour, il eut deux attaques convulsives à un assez long intervalle. Je le vis à quatre heures du soir, et je fus témoin d'une nouvelle attaque, pendant laquelle il y avait congestion et cyanose de la face, convulsions cloniques des membres, agitation des muscles du visage, torsion du cou, écume à la bouche. Cette attaque dura deux ou trois minutes, puis la face pâlit, la bouche resta déformée, les paupières demeurèrent fermées, un cri plaintif et prolongé ne cessa de se faire entendre. J'appris que l'enfant était constipé et qu'il n'avait pas uriné depuis la veille; son ventre était un peu tuméfié. Je prescrivis un bain, j'appliquai un vésicatoire à la nuque. L'enfant mourut à deux heures du matin, 2 novembre.

Né le 30 octobre, mort le 2 novembre, il avait vécu trois jours.

Autopsie le 3 novembre.

Le cadavre est celui d'un enfant à terme bien constitué, bien conformé, d'une taille au-dessus de la moyenne, 0,53; il y a une teinte verdâtre de l'abdomen.

La face exprime la souffrance; la bouche et les paupières sont fermées fortement, la face est très-pâle, les mains sont fermées et fléchies sur les avant-bras en pronation, un peu de liquide jaunâtre s'est écoulé par les narines.

La tête est bien conformée; les cheveux sont longs, bruns et très-fournis; le crâne n'offre aucune anomalie; il n'y a pas de chevauchement des os (nulle cause de compression).

Il n'y a pas d'épanchement de sang ni d'aucune autre substance entre les deux feuillets de l'arachnoïde; il n'y a ni sérosité ni pus entre la pie-mère et l'arachnoïde; en un mot il n'y a pas de lésion des enveloppes du cerveau, pas de méningite.

Une seule chose nous frappe, c'est la teinte lie de vin de la surface du cerveau. Nous avons beaucoup de peine à extraire ce cerveau, qui est très-mou; mais ce qui nous surprend le plus, c'est le ramollissement du cervelet, lequel, quand on a déchiré ses enveloppes, est diffluent et coule entre les doigts. Sa substance est comme délayée et macérée; il n'y a ni caillot ni pus, par conséquent pas de foyer; il semble qu'il se soit fait là une infiltration de sérosité sanguinolente. Quelle que soit l'explication que l'on donne du fait, il n'en est pas moins certain que le cervelet a subi un ramollissement tel, qu'il est pour ainsi dire détruit.

Le cerveau est mou, mais il conserve à peu près sa forme; il peut être coupé. Les noyaux de substance grise sont plus ramollis que le reste de l'organe; on ne trouve ni foyer hémorrhagique ni piqueté; il y a un peu de sérosité épanchée dans les ventricules, comme dans le plus grand nombre des cas.

Les veines et les sinus n'offrent rien de notable. Nous pensons que ce ramollissement du cervelet doit être considéré comme morbide et non pas comme cadavérique. En effet la température ambiante est basse, et l'enfant n'est mort que depuis vingt-neuf heures. Or jamais nous n'avons trouvé, par un temps froid, vingt-neuf heures après la mort, un semblable ramollissement de la substance nerveuse. D'ailleurs les convulsions indiquaient une lésion des centres nerveux. La moelle épinière n'a rien présenté qui fût digne de remarque.

Nous éprouvons un certain embarras en présentant comme morbide une lésion que l'on serait peut-être tenté de considérer comme cadavérique. Nous avons dit nos raisons pour penser ainsi. En tout cas, nous donnons le fait avec toute réserve.

Cavité abdominale. On trouve environ 20 grammes de sérosité sanguinolente, trouble, épanchée dans le péritoine.

Les viscères sont flasques et mous. Ce nest pas là l'aspect que nous avons l'habitude de rencontrer dans les péritonites. La sérosité est beaucoup plus rouge que de coutume. Les fausses membranes sont en moins grande abondance; cependant on en voit quelques-unes accolées à la paroi antérieure de l'abdomen et sur la face postérieure de la vessie; l'excavation pelvienne en renferme un certain nombre. Ces fausses membranes sont transparentes, incolores; elles se détachent facilement du péritoine; il n'y a pas de vascularisation de la séreuse.

Tube digestif. L'estomac est gros, tendu par des gaz; il contient un liquide brun assez abondant; il est ramolli. Les intestins renferment des matières bilieuses; et l'on trouve encore du méconium dans le gros intestin.

— 135 —

La rate est grosse ; son tissu est ramolli, mais n'offre aucune lésion spéciale.

Longueur. 0,065
Largeur. 0,03
Épaisseur. . . . . . . ? 0,01

Les reins sont ramollis ; ils contiennent une très-grande quantité de cristaux rouges, dont une partie est passée dans les bassinets.

La vessie contient aussi de ces cristaux, elle est à peu près vide.

Le foie contient très-peu de sang ; il n'offre aucune lésion. La veine porte est libre, vide, saine ; la veine ombilicale renferme un caillot noir, mou, non adhérent ; le canal veineux n'est pas rétréci.

Système ombilical. 1° Au dehors, se voit le cordon desséché, aplati. La base du cordon n'est pas encore desséchée ; il n'y a aucune trace de phlegmasie dans cette région.

La veine, dans l'abdomen, contient, ainsi que nous l'avons dit, un caillot noir et mou, formé sans doute dans les derniers temps de la vie ; en outre, elle est fermée, au niveau de l'anneau ombilical, par un caillot plus petit, cylindrique, ferme, très-adhérent, de date plus ancienne. Les artères sont oblitérées, comme de coutume, par un caillot fibrineux (état physiologique).

Cavité thoracique. Un double épanchement de sang très-liquide existe dans les plèvres ; cet épanchement est assez considérable.

Les poumons sont légèrement engoués, et les bronches, ainsi que la trachée, contiennent du sang mêlé à du mucus. Le cœur renferme beaucoup de sang noir épais ; le canal artériel est allongé et sinueux, rétréci.

Résumé.

Une femme de dix-huit ans, d'une bonne santé, accouche naturellement ; aucun accident ne signale son accouchement. Trois jours après, elle succombe à une péritonite puerpérale, pour ainsi dire foudroyante.

L'enfant meurt aussi à la fin du troisième jour, après avoir eu des convulsions. Nous pensions qu'il avait succombé à une méningite, mais nous trouvons les méninges saines. Un ramollissement du cervelet est la seule lésion que nous rencontrions dans les centres nerveux. Cependant cette altération n'est pas isolée ; les plèvres, les bronches, le péritoine, renferment un liquide sanguinolent (il y a en outre une *péritonite*). Il semble qu'il se soit fait en même temps, chez cet enfant, une exhalation sanguine en plusieurs régions du corps. Peut-être doit-on expliquer ainsi le ramollissement du cervelet? Faut-il voir là un des cas signalés par nous, où il y a une altération du sang (septicémie)? Nous serions tenté de le croire. A l'époque où nous avons recueilli cette observation, un grand nombre d'enfants sont morts rapidement, ont présenté pendant la vie de la torpeur, de la somnolence, et après la mort une décomposition très-rapide; des épanchements séro-sanguins, sorte d'exhalations, se voyaient à la fois dans plusieurs cavités séreuses; et cependant, à côté de ces enfants, d'autres mouraient chez lesquels rien de semblable n'était observé... C'est que les uns rentraient dans l'épidémie, tandis que les autres étaient restés en dehors de l'épidémie.

On verra, dans les observations qui suivent, des exemples qui démontreront, mieux que nous ne le ferions par une dissertation, la vérité de notre dire.

OBSERVATION XXII.

Péritonite chez un enfant né le 30 octobre, mort le 3 novembre.
La mère a succombé à une péritonite, le 3 novembre.

La femme B..., âgée de vingt-cinq ans, primipare, entra, le 28 octobre, à la Maternité; elle accoucha naturellement, après un travail de cinq heures, le 30 octobre au soir, d'un enfant mâle vivant, du poids de 2,650 grammes.

Le lendemain de son accouchement, elle éprouva les premiers symptômes d'une péritonite puerpérale, à laquelle elle succomba le 3 novembre. Quatre jours se sont écoulés entre son accouchement et sa mort.

L'autopsie a confirmé le diagnostic.

L'enfant a pris le sein de sa mère une ou deux fois; il en a été séparé, et il a été nourri au biberon vingt-quatre heures après sa naissance. Quarante-huit heures après sa naissance, il refusa le biberon; il parut plongé dans une sorte de stupeur. Sa tête était pendante, son cri faible; ses membres étaient dans la résolution; son ventre était un peu tendu. Il nous fut difficile, en raison de la torpeur et de l'état adynamique de l'enfant, de savoir si la sensibilité de son ventre était augmentée. Nous remarquons en même temps que sa peau avait pris une couleur jaune très-prononcée; il ne vomissait pas, ses garde-robes étaient normales.

Cet état nous parut extrêmement grave, et nous n'eûmes pas la pensée d'essayer de le combattre par un traitement actif. Nous pensâmes bien que la lésion caractéristique chez cet enfant était une péritonite; mais, ce qui nous parut important surtout à observer, ce fut la stupeur, la prostration, la forme infectieuse de la maladie, qui semblait révéler, qu'on nous passe le mot, une sorte d'intoxication. La mère était mourante, elle avait été atteinte rapidement d'une fièvre puerpérale des plus graves; son enfant était malade de la même maladie : voilà ce que nous remarquâmes surtout.

L'enfant mourut le 3 novembre, à deux heures du matin (76 heures après sa naissance).

Autopsie (4 novembre, midi).

Apparences du cadavre : longueur, 0,50.

Résolution complète des membres et du tronc.

Couleur verte de l'abdomen; marbrures lie de vin sur le tronc; ictère très-prononcé; teinte violette des extrémités.

La face n'a aucune expression.

La température est basse; le décès ne date que de trente-quatre heures, et cependant il existe des traces non équivoques de décomposition rapide des tissus, ce qui concorde avec nos idées sur le caractère infectieux de la maladie.

A peine la paroi abdominale est-elle incisée, qu'il s'écoule un liquide séro-sanguin trouble; 30 ou 40 grammes de ce liquide sont contenus dans l'abdomen. Nous apercevons de longs filaments jaunâtres déposés sur le péritoine pariétal, le long des vaisseaux ombilicaux; des produits morbides semblables se rencontrent à la face inférieure du foie et sur l'estomac. Dans le bassin, entre les deux anses accolées de l'*S* iliaque, nous trouvons aussi des fausses membranes qui ne sont point étalées en surface sur les viscères, mais qui sont étirées en longs filaments élastiques, jaunes, assez adhérents au péritoine.

Leur point d'appui, leur centre, si je puis dire ainsi, est l'ouverture abdominale des canaux inguinaux, ouverture *fermée* et formant infundibulum à gauche et à droite, se prolongeant encore jusqu'à l'orifice externe du canal inguinal. C'est assez dire que ni l'une ni l'autre cavité vaginale ne contient de liquide épanché; ainsi s'explique l'absence de l'œdème des bourses.

18

La rate est très-molle (boue splénique), elle a un volume un peu plus grand que de coutume.

Longueur............... 0,055
Largeur............... 0,035
Épaisseur............ 0,01

Tube digestif. L'estomac et les intestins contiennent des gaz.

L'estomac est ramolli (lie de vin), il contient du lait caillé.

Les intestins contiennent une matière liquide jaune abondante.

Les reins sont ramollis.

La vessie est vide.

Le foie est mou, peu coloré; ses vaisseaux sont vides et leurs parois sont violacées. La vésicule contient de la bile incolore.

La veine porte est vide; le canal veineux est large et son orifice hépatique est seulement un peu rétréci.

Système ombilical. Le cordon, desséché et détaché circulairement à sa base, est encore fortement adhérent par son pédicule; la veine est saine et est bouchée à son extrémité par un caillot fibrineux datant de plusieurs jours. (Nous ne parlons pas des vaisseaux du cordon en dehors de l'enfant.)

Les deux artères n'offrent rien d'anormal; elles sont remplies de haut en bas, jusqu'au niveau du détroit supérieur du bassin, par un caillot régulièrement cylindrique, fibrineux, blanc, adhérent, solide, qui n'est nulle part altéré. Il y a là, comme dans tout le reste du corps, une sorte de macération cadavérique qui donne une certaine mollesse, une humidité inaccoutumée, au vaisseau et à son caillot.

Le système ombilical est donc exempt de lésions.

Thorax. Plèvres saines.

Cœur vide.

Poumons un peu engoués.

Le cerveau nous a offert une diffluence telle, qu'il ne pouvait être saisi ni assis sur sa base; c'était une sorte de pâte molle, que le toucher réduisait en bouillie. Ce ramollissement est tout à fait inusité, et est bien en rapport avec l'affection que produit une décomposition rapide. Aucune lésion digne de ce nom n'a pu être constatée, du reste, dans les centres nerveux ni dans les méninges.

Résumé.

Une femme, jeune et bien portante, accouche; quatre jours après son accouchement, elle succombe à une péritonite. Son enfant succombe un peu avant elle, à la même maladie. Un état adynamique, une sorte de stupeur, a été le caractère principal de l'affection; une rapide décomposition des tissus a été remarqué sur le cadavre.

OBSERVATION XXIII.

Péritonite chez un enfant né le 1er septembre, mort le 8 novembre.
La mère a été atteinte de fièvre puerpérale (observation non suivie).

La femme P..., âgée de vingt-cinq ans, multipare, est entrée, le 29 octobre à la Maternité; elle est accouchée le 1ᵉʳ novembre, après un travail de sept heures. L'enfant présentait le sommet; il est né vivant; il était du sexe masculin, et pesait 3,450 grammes.

Pendant cinq jours, cette femme allaita son enfant, et parut bien portante. A la fin du cinquième jour, elle présenta les signes de la fièvre puerpérale sans localisation; diarrhée, fièvre, agitation (exaltation); suppression brusque de la lactation. L'état fébrile se prolongea pendant plusieurs jours. Il ne survint point de signe de péritonite ni de phlegmasie d'un organe quelconque. Nous fîmes sortir cette femme de l'hôpital, le 10 novembre, dans un état de santé très-incertain. L'enfant fut élevé au biberon, dans l'infirmerie; il eut le muguet, il but avec répugnance, il devint jaune (ictère grave), puis il tomba dans une sorte de stupeur. Son cri devint faible et nasillard; son ventre se tuméfia. Il fut considéré comme destiné à une mort prochaine. On remarqua que, lorsqu'on le maintenait couché dans le décubitus dorsal, la tête étant basse, un liquide jaune s'écoulait par les narines; nous avons dit ailleurs déjà que cet écoulement passif, qui se fait par les narines ou par la bouche, chez les enfants nouveau-nés atteints de péritonite, est l'analogue des vomissements bilieux qui se produisent chez les adultes, dans la même affection.

Il mourut le 8 novembre. Il avait été malade pendant trois jours.

Autopsie (10 novembre, à midi).

Il n'y a pas de roideur des membres; pas d'œdème; la peau est pâle et veinée de stries rouges, qui n'appartiennent qu'à un certain degré de décomposition cadavérique.

L'abdomen étant incisé, il s'écoule une sérosité sanguinolente trouble, équivalant à 15 grammes au moins. Dans ce liquide, flottent des corpuscules pseudo-membraneux. Des fausses membranes blanches, épaisses, très-semblables à celles qu'on trouve dans les péritonites des adultes, sont étendues en surface, recouvrant presque toute la paroi antéro-inférieure de l'abdomen, et une partie des intestins entre les sinus desquels elles s'enfoncent. Le foie en est couvert ainsi que la rate.

Cette péritonite ressemble à celle des adultes, par l'abondance, l'épaisseur, et la forme membraneuse des produits morbides.

Il n'y a pas œdème des bourses; il n'y a pas épanchement péritonéal, les deux anneaux inguinaux étant fermés.

Le bassin est rempli de ces fausses membranes; le tube digestif est tendu par des gaz; l'estomac renferme du lait caillé. Dans l'intestin grêle, se voit une matière jaune semi-liquide, abondante; l'intestin en est rempli à plein canal; la muqueuse est saine.

Reins sains.

Vessie vide.

La rate, un peu molle, est légèrement accrue; le foie paraît sain, il est ferme à la coupe; la veine ombilicale, à 2 centimètres environ au-dessus de la division gauche de la veine porte, est remplie par un gros caillot noir adhérent, et qui ne peut être détaché facilement; la surface de la veine est rouge. Nous croyons pouvoir affirmer que ce caillot n'est pas de date récente, et n'a point été formé pendant l'agonie. Nulle part, du reste, on ne trouve ni ramollissement ni pus; les parois de la veine sont épaisses (rétraction), mais il me paraît que le mot de phlébite ne pourrait être admis ici sans une extrême réserve.

La division gauche de la veine porte est, en partie, remplie par un caillot d'un rouge pâle, qui se prolonge, mais *sans y adhérer*, dans les rameaux hépatiques de la veine.

Le canal veineux est petit, surtout à son orifice dans la veine porte, et obturé par un petit caillot rouge, adhérent, qui paraît avoir dû suffire pour interrompre la circulation dans ce canal.

Nous avons examiné la veine ombilicale à son entrée dans le foie; mais si on la suit jusqu'à l'ombilic, on trouve qu'elle contient, à 2 centimètres de l'anneau, un caillot blanc, humide, ramolli, sorte de détritus; à son extrémité, la veine est froncée et fermée.

L'ombilic n'offre extérieurement aucune lésion; il est débarrassé du cordon, et affaissé. Il n'y a pas de pus dans le cul-de-sac ombilical; les deux artères sont encore adhérentes à l'anneau, cependant leurs extrémités blanches et macérées commencent à flotter; l'artère gauche est remplie dans toute sa longueur par un caillot cylindrique rouge, élastique, adhérent; l'artère droite est obturée complétement, du côté de l'hypogastrique, par un caillot rouge, dense, très-adhérent, et de date ancienne ; vers sa partie moyenne elle est comme renflée, et contient un liquide sanieux, grisâtre, purulent, lequel provient de la désorganisation du caillot, dont on retrouve les débris ; tout à fait à son extrémité, elle est bouchée par un caillot mince, fibrineux ; le pus est donc contenu dans l'artère entre deux caillots, et comme emprisonné au centre de ce vaisseau (ce fait n'est pas rare). Il n'y a phlegmasie ni au-dessus ni au-dessous de ce point.

Nous ferons remarquer que pareille chose existe ici dans la veine ombilicale.

L'ombilic, avons-nous dit, n'offre aucune trace de phlegmasie.

Nous sommes portés à croire que la désorganisation des caillots se produit plus facilement chez un sujet atteint d'un état morbide infectieux. Si l'on voulait ici donner comme origine à la péritonite l'altération des caillots, on ferait, ce me semble, une supposition injustifiable.

Les plèvres, les poumons, le cœur et le péricarde, le cerveau et les méninges, ne présentaient aucune lésion.

Résumé.

Une femme accouche naturellement. Pendant cinq jours, elle allaite son enfant ; au bout de ce temps, elle devient malade... Nous la perdons de vue.

L'enfant, un peu plus tard, est malade à son tour, et il succombe à une péritonite ; il avait présenté l'état adynamique.

L'*état* des *vaisseaux ombilicaux* donne lieu ici à de nombreuses réflexions.

Les caillots déjà anciens (huitième jour) contenus dans les vaisseaux ont été altérés partiellement ; ils l'auraient sans doute été davantage, si la maladie avait duré plus longtemps. L'état de la veine ombilicale aurait été autre, si la maladie s'était déclarée le lendemain de la naissance ; alors peut-être, comme dans quelques observations précédentes, nous aurions trouvé une altération de ce vaisseau jusque dans le foie, ce qui ne prouverait pas, le moins du monde, que cette altération fût la cause de la péritonite.

OBSERVATION XXIV.

Péritonite chez un enfant né le 31 octobre, mort le 10 novembre.
La mère a succombé à une péritonite, le 7 novembre.

La fille L..., âgée de dix-neuf ans, primipare, bien portante, est entrée, le 29 octobre 1853 à la Maternité, et y est accouchée le 31 octobre, le travail de l'accouchement dura cinq heures et ne présenta aucune circonstance notable. L'enfant naquit vivant; il pesait 2,900 grammes (né avant le terme normal).

La mère allaita son enfant pendant trois jours, puis elle éprouva des frissons, des douleurs dans le ventre; transportée à l'infirmerie, elle y mourut le 7 novembre.

Elle avait succombé à une péritonite puerpérale, ainsi que le montra l'autopsie.

L'enfant fut nourri au biberon à l'infirmerie, dans des conditions (hygiéniquement parlant) détestables; maintenu couché dans une cuisine étroite, dans un berceau commun, alimenté artificiellement et à de longs intervalles, il maigrit, dépérit; enfin, sa mère étant morte, on l'envoya dans le service des nourrices ; quarante-huit heures après il mourait (dixième jour après sa naissance).

La nourrice qui était chargée de lui donner des soins fut interrogée par nous ; elle nous dit que l'enfant n'avait pas vomi, qu'il avait eu des selles vertes, que son ventre avait grossi, etc.' (les renseignements furent très-insuffisants).

Autopsie (12 novembre, quarante-huit heures après la mort ; temps froid).

Le cadavre est celui d'un enfant bien conformé, né un peu avant le terme (longueur, 0,48); il ne présente aucune lésion extérieure; il n'y a pas de putréfaction; ses membres sont roides et contractés; il porte sur les bras des pustules de vaccin, au sixième ou septième jour, assez bien développées.

Un *liquide verdâtre* s'écoule par les narines; il n'y a point trace d'érysipèle; il n'y a nulle part d'œdème.

L'ouverture de l'abdomen nous montre une péritonite très-bien caractérisée; on voit d'abord un liquide séro-sanguinolent (10 ou 15 grammes), dans lequel flottent des corpuscules albuminoïdes : ce liquide est trouble; de longues et épaisses fausses membranes sont répandues en grande abondance dans la cavité péritonéale, les unes sur la paroi antérieure, les autres faisant adhérer assez fortement le foie au côlon transverse; d'autres dans l'anse de l'*S* iliaque; d'autres à la surface de la rate. Décrire ces fausses membranes, c'est décrire celles qui se trouvent dans la péritonite des femmes adultes ; épaisseur, couleur, densité, tout est semblable.

Ici les canaux inguinaux fermés n'ont pas permis l'introduction du liquide dans les bourses ; il n'y a pas œdème du scrotum.

La rate est grosse, épaisse, plutôt que longue ; elle n'est point ramollie : son poids est de 15 grammes.

> Longueur.................. 0,052
> Largeur................... 0,04
> Épaisseur................. 0,02

Tube digestif. L'estomac ramolli et les intestins grêles contiennent un liquide bilieux, vert, qui est plus jaune à mesure qu'on descend dans l'intestin.

Cette matière bilieuse, verte, abondante, avec des gaz en assez grande quantité, rapproche encore ce cas de ceux qu'on observe chez les femmes en couches.

A leur surface séreuse, les intestins sont pâles et n'offrent rien d'anormal.

Les reins sont congestionnés.

Le foie est sain ; la vésicule contient une bile très-verte.

La veine porte et la veine ombilicale sont saines, un petit caillot noir non adhérent y est contenu.

Le canal veineux est fermé.

Système ombilical. L'ombilic n'offre rien d'anormal, si ce n'est un peu de gonflement ; le cul-de-sac ombilical est sain ; la veine est, à son extrémité, obturée complétement par un caillot dense et ferme, rouge, assez long ; elle est froncée ; il n'y a pas de phlébite ; les deux artères sont ouvertes avec soin ; leur extrémité est molle, encore très-adhérente au pourtour de l'anneau ; un caillot très-long se prolonge jusque vers l'artère hypogastrique ; dans la partie moyenne des artères (à mi-chemin entre l'hypogastrique et l'ombilic), ce caillot est ramolli, blanchi, humide, presque désorganisé ; aussi, en ce point, les artères sont-elles renflées et globuleuses ; plus bas et plus haut le, caillot est sain, ferme, cylindrique et très-adhérent. Ce fait est très-intéressant, en ce qu'il nous montre les vaisseaux ombilicaux subissant l'état général et ne le produisant pas.

Les plèvres, les poumons, le cœur et le péricarde, ne présentent aucune altération.

Le cerveau est ferme ; les méninges sont saines ; on trouve sur le crâne un céphalématome, etc.

Résumé.

Une femme, jeune et bien portante, accouche; elle présente bientôt les symptômes de la péritonite puerpérale et succombe le septième jour après son accouchement.

Son enfant a vécu à côté d'elle et l'a tétée pendant trois jours; confié ensuite à une nourrice, il est mal observé, et il meurt le dixième jour après sa naissance.

L'autopsie nous montre une péritonite.

Le système ombilical n'a pas été le point de départ de la maladie.

Chez cet enfant, nous ne trouvons pas l'état infectieux et la prompte putréfaction. C'est que, en effet, cet état atteint surtout les enfants nés depuis un jour ou deux, et qui succombent rapidement après avoir présenté des symptômes d'adynamie.

OBSERVATION XXV.

Péritonite chez un enfant né le 9 novembre, mort le 18 novembre. La mère n'a pas été malade.

La fille T..., âgée de dix-sept ans, primipare, est entrée à la Maternité le 28 octobre 1853, et y est accouchée le 9 novembre. Laccouchement a duré neuf heures; il s'est termminé heureusement par la naissance d'un enfant du terme de huit mois environ (poids, 2,500 grammes), vivant (fille). La mère allaita son enfant; elle ne présenta aucun symptôme morbide, et elle quitta l'hôpital le 21 novembre. L'enfant mourut le 18 novembre; nous ne l'avions pas vu, et nous n'avons pu obtenir aucun renseignement certain sur sa maladie; il n'avait pas cessé d'être en contact avec sa mère.

Autopsie (19 novembre).

Le cadavre est celui d'un enfant né avant terme; longueur, 0,45.

Il n'y a pas de putréfaction.

Nulle lésion extérieure; pas d'œdème, pas de contracture des membres; le ventre est tendu par des gaz.

Un ictère très-remarquable colore la peau.

La cavité péritonéale contient 12 grammes de sérosité trouble, d'une couleur rouge; des fausses membranes se voient sur les intestins, à la base du foie, sur la rate, sur la face postérieure de la vessie et dans le bassin.

Ces fausses membranes sont filamenteuses et s'introduisent entre les anses intestinales; quelques-unes sont étalées; elles sont jaunâtres, élastiques, opaques; leur adhérence à la séreuse est faible.

Le tube digestif est un peu distendu par les gaz; l'estomac contient un liquide porracé abondant, qu'on trouve dans toute la partie supérieure du tube digestif; le gros intestin contient des excréments presque durs, d'une couleur verte; la couleur et l'abondance du liquide trouvé dans la partie supérieure du tube digestif nous semblent appartenir essentiellement à la péritonite.

Les reins sont un peu congestionnés.

La rate est assez ferme, d'un volume un peu au-dessus de la moyenne;

Longueur............... 0,052
Largeur............... 0,03
Épaisseur............... 0,01

Le foie est sain; la vésicule contient une bile rouge, épaisse, filante; la veine porte est vide, ainsi que la veine ombilicale. Dans le canal veineux, dont l'orifice interne est rétréci, existe un caillot rouge élastique, mais peu adhérent.

Système ombilical. L'ombilic, dépourvu de cordon, est rétracté; il est fermé par une croûte épaisse; la veine contient seulement un petit caillot rouge à son extrémité; les artères n'ont pas quitté l'anneau; leurs tissus n'offrent aucune lésion, mais le caillot est ramolli, fondu, en certains points, en voie de désorganisation; le cœur, les poumons, les plèvres, le cerveau et les méninges, ne présentaient aucune altération.

Résumé.

Une femme jeune (dix-sept ans), bien portante, accouche naturellement. Son enfant, petit et né avant terme, est allaité par elle; il tombe malade à une époque déjà assez éloignée de la naissance (huit jours) et meurt. L'autopsie nous montre qu'il a succombé à une péritonite; le système ombilical paraît n'avoir eu aucune part à la production de la maladie. La mère n'a pas été malade.

OBSERVATION XXVI.

Péritonite chez un enfant né le 17 novembre, mort le 23 novembre.
La mère n'a pas été malade.

La fille W..., âgée de vingt et un ans, primipare, est entrée, le 17 novembre, à la Maternité, et y est accouchée le même jour d'un enfant mâle vivant, du poids de 3,000 gram. L'accouchement dura six heures et demie, et ne fut marqué par aucune circonstance particulière; la mère ne présenta aucun phénomène morbide grave, et elle ne fut point amenée à l'infirmerie; l'enfant mourut le 23 novembre, le sixième jour après sa naissance. Nous n'eûmes aucun renseignement sur les phénomènes observés pendant la vie de l'enfant.

Autopsie (25 novembre, quarante heures après la mort).

Parmi plusieurs cadavres d'enfants nouveau-nés, que nous trouvons exposés sur la table de l'amphithéâtre, celui-ci fixe tout d'abord notre attention; en effet, il présente, tant par son attitude et sa forme que par sa couleur, un sujet intéressant d'observation.

Ce cadavre est celui d'un enfant né au terme normal : il est bien conformé; sa longueur est de 0,50. Il n'offre extérieurement aucune lésion des tissus; il se distingue des autres cadavres par les signes suivants :

1° Tension du ventre,

2° Résolution complète des membres,

3° Teinte lie de vin de la face et de la poitrine,

4° Teinte verte de la paroi abdominale,

5° Putréfaction assez avancée (malgré un froid vif),

6° Un liquide jaunâtre s'écoule par les narines en assez grande abondance.

Aussitôt que l'abdomen est ouvert, une odeur cadavérique assez forte se dégage; en même temps, il s'écoule hors de la cavité péritonéale un flot de liquide séro-sanguin, tenant en suspension des fausses membranes; les viscères sont ramollis; la rate, recouverte sur sa face convexe de fausses membranes isolées, molles et peu adhérentes, est diffluente; son volume est plus grand qu'à l'état normal.

Le liquide contenu dans le péritoine pèse 20 grammes. On voit, au bord antérieur du foie, sur la rate, sur les intestins, sur la paroi abdominale antérieure, et dans le bassin, de nombreux débris de fausses membranes molles, et qui semblent macérées par suite de leur séjour dans le liquide épanché. Il y a d em atière colorante et quelques éléments du sang dans ce liquide, mais il n'y a pas de caillots. (Nous ferons ici la remarque que, ayant voulu nous assurer de l'état du sang dans les vaisseaux, nous n'avons trouvé, ni dans les veines ni dans le cœur, aucun coagulum. Il semble qu'il y ait partout un état du sang anormal; ce sang est noir, épais et poisseux.)

Les intestins sont tendus par des gaz.

L'estomac est ramolli; il contient un liquide jaune verdâtre qu'on trouve aussi dans l'intestin grêle. Ce liquide s'est échappé en partie par les narines. Nous reconnaissons là la matière ordinaire des vomissements qui accompagnent la péritonite.

Les reins sont ramollis.

Les bourses sont vides, ce qui tient à l'oblitération des canaux inguinaux.

Système ombilical. — *Foie.* Le foie est mou, les veines sont vides, le canal veineux n'est pas tout à fait fermé.

Le cordon ombilical est tombé; la cupule ombilicale est vide, tapissée d'une sorte de détritus grisâtre; la veine est vide, froncée à son extrémité, et fermée.

Les artères sont déjà en voie de descente. On voit leur orifice un peu au-dessous du cercle fibreux ombilical; leur extrémité est blanche, ramollie; un caillot rouge, ferme, cylindrique, peu adhérent, les oblitère dans presque toute leur étendue.

Les poumons et les plèvres n'offrent rien d'anormal.

Le péricarde contient un peu de sérosité roussâtre.

Le cœur est à peu près vide, le trou de Botal n'est pas fermé; le canal artériel est très-rétréci.

Le cerveau est mou, d'une couleur lie de vin, et s'écrase en bouillie; les méninges sont saines.

Résumé.

Une femme, jeune et bien portante, accouche, au terme ordinaire, d'un enfant bien conformé; elle se rétablit promptement. Son enfant succombe à une péritonite avec des symptômes de putridité (septicémie); putréfaction rapide.

OBSERVATION XXVII.

Péritonite chez un enfant né le 16 novembre, mort le 26 novembre.
La mère n'a point été malade.

La femme B..., âgée de vingt-six ans, multipare, est entrée à la Maternité le 15 novembre, et y est accouchée, le lendemain, d'un enfant mâle vivant, du poids de 3,450 grammes (l'accouchement a été naturel ; cette femme n'avait point été malade pendant sa grossesse : elle a allaité son enfant). Cependant, le 21 novembre, le cinquième jour, l'enfant a refusé le sein ; il avait le muguet. Il fut alors nourri artificiellement ; on le coucha dans le berceau commun. Nous ne le vîmes pas. Des renseignements pris après sa mort nous apprirent que cet enfant était *engourdi, torpide,* qu'il avait une odeur fétide. Pendant trois jours, il eut des vomissements fréquents ; on le changeait de linge plusieurs fois la nuit, à cause de ces vomissements. Il mourut le 26 novembre, à deux heures du matin, dix jours après la naissance. *La mère ne fut point malade.*

Autopsie (27 novembre).

Coloration jaune de la peau,
Teinte lie de vin de la face,
Teinte verte de l'abdomen,
Tympanite abdominale.

Les intestins sont distendus par une quantité très-considérable de gaz. L'estomac a acquis un volume énorme ; il en est de même des côlons.

Une demi-cuillerée de sérosité sanguinolente est épanchée dans le péritoine. On ne voit d'abord aucune autre lésion ; mais, en soulevant l'estomac, on voit que la rate est recouverte partiellement par des fausses membranes longues et filamenteuses, qui gagnent la paroi abdominale. Dans le bassin, on trouve les fausses membranes en assez grande quantité ; ces fausses membranes sont élastiques, minces, résistantes, fibrineuses. Elles ont été examinées au microscope par M. Robin et par nous : on y reconnaît tous les caractères des fausses membranes telles qu'on les observe chez les adultes.

La rate est noire, molle, elle a un volume plus grand que d'ordinaire :

Longueur.............. 0,06
Largeur............... 0,085
Épaisseur............. 0,010

Le foie est sain.

La veine ombilicale, dans le foie, contient un petit caillot isolé, rouge, peu adhérent, qui ne se relie à rien ; le canal veineux est un peu rétréci.

La veine ombilicale est, tout près de l'ombilic, tachée de pus, et contient des détritus grisâtres, puriformes ; elle est vide dans presque toute son étendue.

L'artère ombilicale gauche contient également du pus ; elle est entourée du côté de l'hypogastrique par un caillot fibrineux très-adhérent.

La cupule ombilicale contient aussi un peu de pus ; il n'y a pas de traces de phlegmasie cutanée autour de l'ombilic.

L'estomac contient des gaz et un mucus verdâtre filant, qu'on trouve également dans la première partie de l'intestin grêle. Si l'on presse sur l'estomac non incisé, on fait sortir ce liquide par les narines.

Nulle lésion intestinale.

Les plèvres, les poumons, le cœur, sont sains ; le canal artériel est oblitéré, le trou de Botal est ouvert ; le cerveau est congestionné, ainsi que les méninges.

Résumé.

Une femme bien portante accouche naturellement, au terme normal de la grossesse ; elle met au monde un enfant fort qu'elle allaite. Elle arrive promptement à la convalescence.

L'enfant dépérit, sa bouche se couvre de muguet ; il refuse le sein, il vomit, et meurt le dixième jour après sa naissance.

L'autopsie nous montre qu'il a succombé à une péritonite.

OBSERVATION XXVIII.

Péritonite chez un enfant né le 22 novembre, mort le 1er décembre.
La mère a succombé à une péritonite, le 23 novembre.

La femme V..., âgée de vingt-deux ans, primipare, est entrée, le 10 novembre, 1853 à la Maternité. Elle y est accouchée le 22 novembre naturellement, après un travail de quatre heures. Son enfant naquit vivant ; il pesait 2,750 grammes, sa longueur étant de 0,50 (mâle). Bientôt cette femme subit les premières atteintes d'une péritonite puerpérale, à laquelle elle succomba le 28 novembre, six jours après l'accouchement.

L'enfant fut allaité par sa mère pendant la première journée seulement, puis il fut nourri au biberon. Il mourut le 1er décembre, à onze heures du matin; il avait vécu huit jours. Nous ne le vîmes pas pendant sa vie.

Autopsie (3 décembre, temps froid).

Le cadavre est celui d'un enfant à terme, âgé de plusieurs jours, ayant souffert; il est amaigri. Il a une *teinte ictérique* très-remarquable, surtout à la face. Le ventre est un peu développé; les membres sont roides. Il n'y a nulle trace de phlegmasie à la peau, nulle lésion extérieure.

Le péritoine contient 12 grammes de liquide sanguinolent, trouble. On voit des fausses membranes répandues les unes sur le foie, les autres entre les circonvolutions intestinales, d'autres sur la paroi abdominale antérieure, d'autres dans le bassin.

Le liquide est visqueux, poisseux, presque filant.

En pressant sur le scrotum, on fait sortir de la cavité vaginale du coté droit, par le canal inguinal, une fausse membrane molle, transparente, infiltrée, et un peu de liquide sanguinolent. Il n'y a pas d'œdème du scrotum; le canal inguinal gauche est fermé. Toutes les fausses membranes ont ici le même caractère; elles sont molles, peu élastiques, récentes.

Le tube digestif est distendu par des gaz; l'estomac contient en outre un mucus glaireux verdâtre, qu'on fait facilement refluer par les narines. Le jéjunum contient aussi un liquide jaunâtre; en sorte que ces substances, contenues dans l'estomac et le haut de l'intestin grêle, ont l'apparence de celles qui sont habituellement vomies.

L'estomac est très-ramolli.

La rate a un volume ordinaire; son tissu est normal.

Longueur	0,045
Largeur	0,035
Épaisseur	0,007

Les reins sont ramollis; la vessie est vide.

Le foie n'offre aucune lésion; les veines sont vides, sauf le canal veineux, où se trouve un caillot mou, sans caractère morbide.

Système ombilical. L'ombilic est débarrassé du cordon et rétracté, fermé par un bouchon de matière gélatiniforme et sanguine desséchée.

La veine contient tout à fait à son extrémité un caillot noir déjà assez ancien.

Les artères renferment des caillots rouges, cylindriques.

Le caillot de l'artère du côté droit est peu adhérent, mou, et comme prêt à se fondre; il n'y a pas du reste d'altération du vaisseau. Le ramollissement de ce caillot est le *résultat* de l'état général.

Cavité thoracique. Un peu d'engorgement des poumons en arrière ; plèvres saines.

Le cœur contient un peu de sang noir et poisseux, non coagulé ; le canal artériel rétréci contient un caillot noir.

Le cerveau est un peu ramolli.

Le méninges sont saines.

Résumé.

Une femme jeune, bien portante, accouche dans les conditions normales ; elle meurt, au sixième jour, d'une péritonite. L'enfant succombe à la même maladie. La péritonite n'a point eu pour point de départ le système ombilical.

OBSERVATION XXIX.

Péritonite chez un enfant né le 22 novembre, mort le 2 décembre.
La mère n'a pas été malade.

La femme V...,, âgée de vingt et un ans, primipare, est entrée, le 22 novembre, à la Maternité, et le même jour est accouchée d'un enfant vivant (fille), pesant 3,025 grammes. L'accouchement fut naturel, le travail avait duré onze heures ;. Les suites de couches furent simples. Cette femme, d'une taille moyenne, bien conformée, et jouissant habituellement d'une bonne santé, n'a pas été malade pendant sa grossesse. Son accouchement, les suites de couches, ont été simples ; la lactation s'est établie régulièrement. Elle a nourri elle-même son enfant, et elle a été conservée comme nourrice de l'hospice (c'est assez dire qu'elle offrait tontes les garanties de santé possibles). Son enfant devint malade le 27 novembre, six jours après la naissance ; il criait constamment. On chercha la cause de son mal, et l'on s'aperçut qu'il avait de l'œdème du membre inférieur droit. Le lendemain, comme il ne cessait de crier, on le déshabilla, et l'on vit que son ventre était tendu, gonflé. Cette tuméfaction du ventre alla en augmentant ; l'enfant était constipé. On lui fit des frictions sur le ventre avec du baume tranquille ; on enveloppa ses membres de flanelle, on donna des lavements, et on lui fit avaler un peu de sirop de chicorée. Cependant il ne survint aucune amélioration dans son état ; le même traitement fut continué. L'enfant tétait avec avidité et ne vomissait pas ; il ne cessait de crier ni jour ni nuit. Bientôt sa voix s'affaiblit; on remarqua que son ventre avait acquis un volume considérable, que ses parties génitales (grandes lèvres) étaient œdématiées. L'œdème du membre inférieur persista, et la peau devint rouge à ce niveau ; on crut à un érysipèle phlegmoneux. Il ne survint pas d'ictère; il n'y eut jamais de vomissements. La mort eut lieu le 2 décembre.

Cet enfant ne nous fut point montré. Tous les détails qui précèdent ont été recueillis par nous, à grand'peine, et c'est en nous aidant de plusieurs témoignages contrôlés les uns par les autres que nous avons pu construire le récit de la maladie. Cette enquête a été faite par nous le lendemain de la mort de l'enfant ; la mère elle-même nous a fourni le plus grand nombre de ces détails.

Autopsie (3 décembre).

Les lésions trouvées sur ce cadavre étant caractéristiques, il nous a servi à faire, devant les élèves (femmes) de l'hospice, la démonstration de la péritonite *neonatorum*.

L'abdomen étant ouvert, on voit :

1° Les intestins distendus par des gaz ;

2° Un liquide séro-sanguin trouble, évalué à 15 grammes ;

3° Des fausses membranes qui sont déposés les unes au bord tranchant du foie, les autres sur la rate, d'autres sur les intestins, dans le bassin, et surtout sur la paroi abdominale, le long des artères ombilicales et des ligaments ronds. Ces fausses membranes sont jaunes, élastiques, assez épaisses, presque opaques, et paraissent être d'une date déjà ancienne ; on les trouve, sur le foie et sur la rate, plus adhérentes que dans les cas ordinaires, ce qui s'explique par la durée présumée de la maladie.

La rate était, par sa face convexe, assez fortement adhérente au diaphragme ; cet organe n'offre du reste rien d'anormal quant à son volume et quant à sa densité.

Longueur............. 0,05
Largeur.............. 0,03
Épaisseur............ 0,01

Tube digestif rempli de gaz ; l'estomac contient du lait caillé. Dans le gros intestin, on trouve des matières fécales jaunes, dures.

Les reins sont sains.

Le foie offre, dans son lobe gauche principalement, des *taches superficielles* assez étendues, *jaunes* (apparence que nous avons déjà rencontrée plusieurs fois dans le cas de phlegmasie de la division gauche de la veine porte).

La veine ombilicale est très-grosse, dure, tendue, parfaitement cylindrique ; si on l'ouvre du *côté du foie*, voici ce qu'on remarque :

Un caillot emplit cette veine ; d'abord assez solide, il se ramollit à mesure qu'on avance vers la veine porte gauche, faisant suite à la veine ombilicale ; là il est tout à fait ramolli et s'offre sous la forme purulente ; c'est un détritus grisâtre, qu'on racle avec le scalpel. Les divisions de la veine porte gauche contiennent des caillots fibrineux peu adhérents. Il n'y a nulle part dans le foie de foyer purulent.

L'orifice du canal veineux est rétréci au point de ne laisser pas passer un fin stylet, et bouché par un petit caillot fibrineux, adhérent. Dans la veine porte droite et dans le *tronc* de la veine porte, est un caillot *noir, mou*, sans consistance, non adhérent (ultime), qu'on suit dans les premières ramifications seulement du vaisseau.

Nous remarquons ici, comme nous l'avons fait plusieurs fois en pareil cas, que la phlegmasie ne franchissait pas la veine porte gauche, et s'arrêtait au niveau de cette division, dans le voisinage du lobule de Spigel ; chose vraiment étonnante, mais inexpliquée dans l'état actuel de la science ; cependant nous n'avons pu nous défendre de chercher de ce fait une explication, et nous hasardons le raisonnement suivant :

Le sang vient du tronc de la veine porte ; il doit être distribué à droite et à gauche : or à gauche, il rencontre une surface phlegmasiée, du pus ; la circulation se faisant dans ce point, le pus sera entraîné dans le foie, et de là par les veines sus-hépatiques, dans la veine cave, et passera dans le sang. Voilà la théorie. Eh bien ! il nous paraît probable que, dès qu'il y a du pus dans la division gauche de la veine porte, le sang n'y passe plus, subissant à ce niveau une sorte de répulsion, en vertu sans doute de certains phénomènes de *circulation locale*. Qui ne sait en effet que le sang circule plus ou moins bien dans un point donné, suivant certaines circonstances locales ?

Quant aux taches jaunes du foie, peut-être sont-elles liées à l'état des vaisseaux.

Du côté de l'ombilic, on trouve, dans la veine, faisant suite au caillot précédent, un caillot fibrineux qui se ramollit à l'extrémité libre de la veine et y est à l'état purulent. L'ombilic lui-même, débarrassé de son cordon, n'offre rien de morbide (nulle trace d'érysipèle).

Les artères ombilicales contiennent chacune un long caillot fibrineux, *ramolli*, et dans un *état voisin de la fonte purulente*.

Examiné au microscope par notre maître et ami M. Ch. Robin, le caillot de la veine présente les éléments suivants :

1° Fibrine,

2° Globules sanguins rouges,

3° Globules de pus nombreux.

Les poumons sont sains ; les plèvres sont à l'état normal.

Le cœur renferme quelques caillots noirs.

Le canal artériel est presque oblitéré.

Le centre nerveux et les méninges n'offrent aucune lésion.

Résumé.

Nous trouvons ici une santé parfaite du côté de la mère, et une convalescence rapide après l'accouchement. L'enfant n'a jamais quitté sa mère ; il a été allaité par elle jusqu'au dernier moment. Il n'a point été couché dans le berceau commun ; il n'y avait pas d'autre enfant malade dans la salle où il était couché.

Il a succombé à une péritonite.

Les lésions trouvées dans la veine ombilicale et dans le foie sont dignes d'intérêt.

OBSERVATION XXX.

Méningite et péritonite chez un enfant né le 4 décembre, mort le 11 décembre. La mère n'a pas été malade.

La femme P... est âgée de trente-deux ans, bien conformée, d'une constitution forte, d'une bonne santé. Elle a eu déjà quatre enfants, tous nés vivants ; tous ont atteint au moins plusieurs mois. Deux sont morts après un an, à la suite de convulsions. Cette dernière grossesse a été exempte de tout accident. Cette femme a travaillé jusqu'au jour où elle est entrée à la Maternité.

Admise le 29 novembre, elle est accouchée le 4 décembre (enfant mâle).

L'accouchement n'a rien offert de particulier. L'enfant est né vivant, fort, pesant 4,000 grammes ; il n'a pas quitté sa mère qui l'a allaité. Le quatrième jour après sa naissance, il devint malade ; il eut quelques mouvements convulsifs ; il agita les bras et les jambes et tourna les yeux en haut ; il cria constamment, et parut souffrir beaucoup ; cependant il continua à prendre le sein. En le voyant dans cet état, sa mère s'écria qu'il avait des convulsions et qu'elle voyait bien qu'il mourrait comme les autres. Cependant il paraît que, le lendemain, l'état du ventre attira davantage l'attention de la sage-femme en chef (de laquelle nous tenons les détails principaux de cette observation). Les cris de l'enfant, la *pâleur* de son visage, la tuméfaction de son abdomen, un peu de constipation, firent croire à une phlegmasie abdominale ; on prescrivit :

> Bain,
> Purgatif léger,
> Lavements,
> Huile de camomille pour frictions.

Le lendemain et le surlendemain, cet enfant fut, à ce qu'il paraît, porté à la visite de la sage-femme.

Il n'avait pas vomi ; il n'avait pas de rétention d'uriné.

La peau n'était le siége d'aucune phlegmasie.

La chute du cordon ombilical s'est faite le quatrième ou le cinquième jour, sans accidents.

L'enfant a tété jusqu'au dernier moment ; son ventre avait, dans les derniers temps, acquis un volume considérable.

On a remarqué surtout que cet enfant était torpide, qu'il criait constamment, d'une façon uniforme (sans exacerbation). L'état convulsif (clonique) ne s'est pas reproduit.

La mort eut lieu le 11 décembre, à deux heures du soir.

La mère quitta l'hospice le 12 décembre ; elle était convalescente.

Autopsie (12 décembre).

Le cadavre est celui d'un enfant très-gros et très-fort, d'un volume supérieur à la moyenne, bien conformé ; sa longueur est de 0,52.

Il n'offre aucune lésion extérieure, les membres sont indurés et roidis par la gelée.

Le ventre est tuméfié et rend à la percussion un son tympanique.

On trouve dans la cavité péritonéale 10 grammes de sérosité purulente non colorée par du sang, et en tout semblable au liquide épanché dans la péritonite des adultes (femmes) ; des flocons albuminoïdes nagent dans ce liquide.

En pressant sur les bourses, qui sont un peu tuméfiées, on en exprime, par le seul canal inguinal du côté droit, un liquide blanc tellement semblable à ce qu'on appelle, en clinique, du *pus*, que nous lui conservons ce nom (ce liquide a été examiné depuis au microscope ; nous l'avons trouvé entièrement composé de globules de pus).

Le foie est couvert de fausses membranes épaisses, denses, rugueuses, opaques, bien formées et résistantes. La même chose se voit sur la rate; les intestins en sont couverts, ainsi que la partie inférieure de la paroi abdominale. Entre une semblable péritonite et la péritonite puerpérale, il n'y a aucune différence anatomique.

L'estomac et les intestins contiennent des gaz; et ils sont remplis d'un liquide jaune, bilieux, tout à fait semblable à celui que nous sommes habitués à trouver dans les intestins des femmes mortes de péritonite après l'accouchement.

En pressant le ventre, on fait sortir ce liquide verdâtre mousseux par la bouche et par les narines.

La muqueuse intestinale est saine.

Les reins sont sains.

La rate a un volume ordinaire.

> Longueur..................... 0,45
> Largeur...................... 0,03
> Épaisseur................... 0,007

Foie ferme et d'une couleur brune; on n'y trouve aucune altération de tissu.

La veine ombilicale est très-grosse, cylindrique, dure et tendue. Du côté de l'ombilic, la veine est froncée, d'une teinte ardoisée, presque oblitérée par de petits caillots rouges, élastiques, morcelés. En suivant ce vaisseau, on trouve, dans sa partie moyenne, des parcelles de caillots ramollis, blancs, dissociés; les parois sont couvertes d'une sorte de détritus blanc assez épais qu'on enlève par le grattage. A son entrée dans le sillon antéro-postérieur du foie, la veine est remplie complétement d'une boue blanchâtre, épaisse, délayée, sorte d'état purulent du caillot; nous voyons ici un nouvel exemple de caillot ramolli, et, comme on dit, désorganisé; cette substance s'étend jusque vers le sillon transverse du foie, où naît un caillot noir, sans élascité, sans fermeté, non morbide, lequel n'a aucun rapport d'origine, aucune relation, avec le contenu de la veine ombilicale; il s'enfonce dans la division droite de la veine porte. Le canal veineux est béant du côté de la veine ombilicale, et tapissé, comme elle, de la même matière blanche puriforme, mais du côté de la veine cave, dans un espace d'un demi-centimètre, le canal veineux est oblitéré par un caillot rose, ferme, élastique, adhérent, formant un bouchon qui empêche la circulation entre la veine ombilicale et la veine cave.

Les caillots contenus dans les artères ombilicales sont fibrineux (physiologiques).

L'ombilic n'offre aucune altération appréciable.

Les plèvres et les poumons sont sains.

Le cœur contient quelques caillots noirs, mous.

Le canal artériel est obturé.

Tête. Le volume du crâne est considérable.

Diamètre bipariétal.............. 0,11
— occipito-frontal......... 0,13

Les sutures sont très-lâches. De larges bandes fibreuses séparent les pariétaux entre eux des frontaux de l'occiput.

Cette largeur est, entre les pariétaux, de........ 0,015
— entre un pariétal et un frontal, de. 0,01

Nos observations personnelles nous portent à penser que toutes les fois qu'il y a méningite, alors même qu'il n'y a pas épanchement considérable, les espaces interosseux ne se rétrécissent pas ou même s'agrandissent. (Il en est de même dans les hydrocéphalies aiguës, ce qui est alors plus facile à comprendre.) Le crâne étant ouvert, on est étonné de ne point trouver de liquide épanché dans la grande cavité de l'arachnoïde, ni même entre l'arachnoïde et la pie-mère, mais on trouve des fausses membranes et du pus verdâtre sur les hémisphères de chaque côté, entre les circonvolutions, surtout au niveau de la scissure de Sylvius, et, à la base du cerveau, dans l'espace sous-arachnoïdien antérieur. Autour des veines, on voit, en certains points, une sorte d'épaississement des méninges, et des fausses membranes verdâtres ; les veines contiennent en ces points des caillots noirs, denses, épais, assez adhérents (phlébite externe).

Le cerveau adhère en certains points à la pie-mère et dans une profondeur de 1 ou 2 millimètres ; il est rouge, ramolli, vineux, se laissant arracher avec les méninges.

Les ventricules contiennent un liquide séro-purulent trouble, abondant.

Nous constatons encore ici ce que nous avons vu souvent, à savoir que le liquide trouble de la méningite cérébrale se rencontre tout le long de la moelle, sans qu'il soit cependant possible de dire s'il y a eu vraiment méningite spinale.

Résumé.

La mère n'a pas été malade. Elle a elle-même allaité son enfant jusqu'au dernier moment ; celui-ci a offert les symptômes de la méningite et de la péritonite. L'autopsie nous montre, en effet, les lésions propres à l'une et à l'autre de ces deux maladies. Ici encore nous trouvons dans la veine ombilicale, dans le foie, une matière puriforme. La simultanéité de la péritonite et de la méningite ne doit point faire rejeter ce cas de ceux qui sont le fond de ce mémoire.

La même cause a produit l'une et l'autre de ces maladies. Que de fois n'avons-nous pas vu, chez des femmes récemment accouchées, la péritonite et la méningite marcher de pair !

TABLE

DES

OBSERVATIONS DE PÉRITONITE CHEZ LES FOETUS,

ET DE FIÈVRE PUERPÉRALE CHEZ LES MÈRES.

Obs. IX. — Péritonite chez un fœtus pesant 3,100 gr.
La mère n'éprouve aucun accident.

Obs. X. — Péritonite chez un fœtus pesant 2,750 gr.
La mère n'éprouve aucun accident.

Ainsi 10 fœtus morts nés présentent les lésions caractéristiques de la péritonite.

3 mères succombent à la fièvre puerpérale; 7 guérissent, dont 6 n'ont offert aucun phénomène morbide.

Les poids de ces fœtus indiquent qu'ils étaient tous parvenus presque au terme normal de la gestation.

Aucune des mères de ces fœtus n'a été malade avant l'accouchement.

Réflexions.

Les maladies aiguës du fœtus sont mal connues ; on ne les reconnaît qu'après la naissance, et souvent un fœtus macéré n'est point jugé digne d'une autopsie. Nul doute que l'avenir ne dévoile quelques causes de mort dans la vie intra-utérine, ignorées des médecins de nos jours.

Les lésions trouvées chez les fœtus morts de péritonite sont identiques à celles qu'on trouve chez les nouveau-nés morts de la même maladie, avec cette différence que les lésions sont limitées au péritoine.

On ne trouve ici ni omphalite, ni phlébite, ni artérite (causes invoquées à tort pour expliquer la péritonite du nouveau-né).

On ne trouve ni érysipèle, ni méningite, ni pleurésie, ni abcès multiples, etc. etc. (peut-être trouvera-t-on quelque jour ces lésions). Les fausses membranes de la péritonite du fœtus et le liquide trouble épanché ont le même caractère que chez le nouveau-né. La rate a un volume énorme.

Les symptômes de la maladie sont ignorés ; la durée de la maladie est ignorée, tout fait penser qu'elle est courte. Le fœtus peut séjourner *mort* pendant plusieurs jours dans l'amnios ; *c'est le cas le plus ordinaire*. Dans les 10 cas que nous relatons, la mère *n'a jamais été malade avant son accouchement;* 3 fois la mère a succombé, après l'accouchement, à la fièvre puerpérale.

On pourrait penser que les femmes qui ont mis au monde un fœtus mort de péritonite avaient séjourné dans le foyer de l'épidémie ; nous devons dire qu'il n'en est rien :

7 fois sur 10, ces femmes sont accouchées quelques heures seulement après leur entrée à l'hôpital (le fœtus était mort avant leur entrée à la salle d'accouchements).

Le nombre des faits que je rapporte est trop restreint pour que j'en puisse tirer des conclusions absolues; je considère ces observations comme une pierre d'attente.

OBSERVATION Ire.

Péritonite chez un fœtus avant la naissance ; mort de la mère, huit jours après l'accouchement, par infection puerpérale.

O... (Julie), âgée de trente ans.

Cette femme est bien constituée, elle jouit habituellement d'une bonne santé ; sa grossesse n'a été marquée par aucun accident. Nous noterons, parmi ses antécédents, un avortement qui n'a point eu de suites graves, et une tuméfaction éléphantiasique de la vulve, pour laquelle elle a été traitée et opérée par M. Chassaignac, à l'hôpital Saint-Antoine, il y a deux ans. Malgré la résection d'une partie de la grande lèvre gauche, l'éléphantiasis a persisté et s'est compliqué, par suite de l'état de grossesse, d'une infiltration œdémateuse considérable de la vulve ; il s'est de plus étendu au pourtour de l'anus. Lorsque cette femme se présenta à l'hospice de la Maternité, elle était arrivée à peu près au terme normal de la grossesse ; elle n'accusait aucun malaise ; cependant, au bout de quatre jours, elle se plaignait de céphalalgie ; on examina ses urines, qui furent trouvées légèrement albuminuses ; on remarqua qu'elle avait un peu d'œdème des membres inférieurs ; on lui fit une saignée, et cette indisposition n'eut pas de suite. A ce moment, elle ne sentait plus remuer son enfant, et l'auscultation ne nous fit pas entendre les bruits du cœur du fœtus. Deux jours après, le travail de l'accouchement se fit régulièrement et assez rapidement ; nous dûmes seulement, pour activer la sortie de la tête du fœtus qui se présentait en première position, et qui trouvait un obstacle à la vulve, diviser obliquement de chaque côté le périnée, par deux coups de ciseaux ; cette difficulté avait été prévue en raison de l'éléphantiasis de la vulve.

L'enfant était mort et paraissait avoir macéré pendant plusieurs jours dans le liquide ammotique ; il était d'un volume et d'une taille au-dessus de la moyenne, et était bien évidemment né à terme.

Autopsie de l'enfant (sexe féminin).

L'épiderme se détache partout sous la moindre pression ; de nombreuses bulles ou phlyctènes sont soulevées çà et là et contiennent un liquide roussâtre ; les os du crâne sont très-mobiles. Lorsqu'on a incisé la paroi abdominale antérieure, on donne issue à environ 100 grammes de sérosité citrine assez limpide ; alors on voit une fausse membrane mince et transparente qui tapisse, en y adhérant faiblement, le foie, la rate, l'estomac, le grand épiploon ; quelques petites brides fibrineuses relient entre elles des anses intestinales ; lorsqu'on détache ces fausses membranes, elles se roulent sous le doigt ; on les déchire avec facilité ; en examinant le liquide qui était contenu dans la cavité péritonéale, nous y voyons flotter quelques débris de fausses membranes. Ayant ouvert immédiatement la poitrine, nous trouvons, dans les deux cavités pleurales et dans le péricarde, un épanchement notable de liquide séreux limpide ; ni dans ce liquide, ni sur les parois des plèvres ou du péricarde, on ne voit de fausses membranes.

L'examen des viscères abdominaux n'offre rien qui mérite d'être signalé, si ce n'est que le méconium semble avoir été en partie excrété.

Les poumons sont sains.

Il y a un œdème considérable des téguments du crâne ; le péricrâne est presque partout décollé ; il n'y a point d'épanchement dans la cavité de l'arachnoïde ; le cerveau est mou, il ne présente aucune lésion appréciable.

OBSERVATION DE LA MÈRE.

La mère ne présenta aucun symptôme morbide pendant les premiers jours qui suivirent l'accouchement, on ne trouva plus de traces d'albumine dans les urines ; on chercha seulement à vaincre chez elle une constipation opiniâtre. Le cinquième jour, on lui administra un purgatif, à la suite duquel survint une diarrhée qui ne s'arrêta plus ; en même temps, le pouls devint fréquent et le faciès s'altéra visiblement ; il y eut des frissons ; la soif était vive et la langue sèche ; il y avait de l'insomnie, de l'agitation ; le ventre était *ballonné*, sensible au toucher, *seulement à l'épigastre* ; *il n'y eut pas de vomissements* ; la malade se plaignit beaucoup, le second jour de sa maladie, d'éprouver de vives douleurs dans les mollets et dans les bras. Ce qui nous frappa surtout chez cette malade, ce fut l'altération profonde des traits, la petitesse et la fréquence du pouls, qui battait 140 fois par minute, l'agitation, et les douleurs vagues dans les membres, sans tuméfaction, sans arthrite, et l'absence des signes de la péritonite. La mort eut lieu trois jours après le début de la maladie ; le traitement avait consisté dans l'administration d'un purgatif et dans l'emploi de l'opium à faible dose.

Autopsie pratiquée quarante-huit heures après la mort, le 18 avril

Le cadavre présente une putréfaction très-avancée et qui ne s'explique pas par l'état de l'atmosphère ; l'épiderme s'enlève sous le doigt aux membres supérieurs. Si l'on incise la peau des bras, on trouve les muscles infiltrés, violets, ramollis, faisant hernie à travers l'incision de la peau, tandis que les muscles des jambes sont rosés, fermes, durs; des traînées rouges vineuses, sur la peau, indiquent le trajet des veines superficielles qui sont vides et autour desquelles il n'existe pas de traces de phlegmasie. Nous n'avons pu trouver, dans les membres, ni phlegmon, ni phlébites, ni arthrites ; ce cas nous paraît tout à fait différent de ceux dans lesquels nous avons trouvé du pus dans les vaisseaux. La cavité abdominale ayant été ouverte, nous avons pu constater que la séreuse ne présentait aucune trace de phlegmasie; il n'y avait pas d'épanchement séreux ni purulent; un liquide roussâtre peu abondant se voyait dans les parties déclives. En soulevant l'estomac, nous voyons le grand cul-de-sac rouge, humide, comme putréfié, ses parois infiltrées ont triplé de volume; la cavité stomacale contient un peu de liquide à peine coloré en vert. La vésicule biliaire contient peu de liquide; le foie et la rate ramollis se laissent déchirer par les doigts. La rate a 0,14 de long; les intestins ont une teinte vineuse; le gros intestin contient des matières fécales solides; la muqueuse intestinale n'offre aucun caractère morbide; l'utérus volumineux est couché sur le sacrum, il est recouvert par le paquet des intestin grêles.

La vessie est remplie d'une urine trouble assez colorée. L'utérus a été extrait et examiné avec soin; il nous a offert au plus haut degré l'altération que nous nommons putride, et que nous avons constatée aux deux bras chez cette femme.

La hauteur de l'organe = 0,16.

Les parois sont molles ; si l'on incise sur la ligne médiane, en avant, on trouve dans la cavité utérine : 1° un liquide noir d'une extrême fétidité, en plus grande abondance que d'habitude; 2° une masse grenue, occupant toute la partie gauche, et qui semble être la base d'implantation du placenta; toute la cavité utérine, ainsi que les parois, est verte, de cette teinte qui appartient à une putréfaction avancée; le col a ses caractères normaux. Dans la moitié gauche de la cavité du corps, on voit une vaste surface circulaire, de laquelle s'élève une masse adhérente à l'utérus, et qui paraît être non pas les vaisseaux utéro-placentaires, mais une partie du placenta lui-même ; cette opinion est confirmée par ce fait que, si l'on énuclée cette masse, laquelle a 0,08 de diamètre transversal, sur 0,02 d'épaisseur, on trouve au-dessous une surface irrégulière, grenue, qui représente exactement les débris des vaisseaux utéro-placentaires, tels que nous les trouvons toujours quelques jours après l'accouchement; de petites masses isolées, du volume d'une grosse noisette, que l'on décolle de cette surface, représentent assez bien des cotylédons placentaires ; sur les limites de cette surface d'implantation du placenta, se voient des lambeaux humides, membraneux flottants, adhérents à l'utérus, lesquels, par leur fétidité, leur couleur noire, leur désorganisation, rappellent la gangrène. Cette autopsie a été faite sous les yeux de M. Danyau; les parties que nous avons désignées sous le nom de cotylédons placentaires ont été soumises à l'examen de MM. Robin et Laboulbène, et le microscope a confirmé notre opinion.

Réflexions.

A quelle affection a succombé cette malade? Elle nous paraît avoir été atteinte d'une infection puerpérale à forme putride.

Le fœtus qu'elle a mis au monde était mort depuis plusieurs jours, ainsi que l'attestait son état de macération, et avait succombé à une péritonite. Existe-t-il une relation entre la maladie du fœtus et celle de la mère? C'est une question qui sera peut-être éclairée par les faits suivants.

OBSERVATION II.

Péritonite chez un fœtus avant la naissance ; vice de conformation du bassin chez la mère, application du céphalotribe. Guérison de la mère.

L. K..., fille primipare, âgée de vingt-deux ans, est entrée à la Maison d'accouchements le 23 avril 1853 ; elle était alors arrivée au terme normal de la grossesse. Cette fille est rachitique, d'une taille beaucoup au-dessous de la moyenne ; ses jambes sont arquées, et ses deux tibias sont fortement projetés en avant ; ses bras présentent aussi une courbure exagérée, et ses mains sont légèrement difformes. Son bassin est rétréci ; on atteint facilement, chez elle, l'angle sacro-vertébral dévié à gauche ; on sent la tête de l'enfant très-élevée et mobile ; on perçoit les battements du cœur du fœtus, que l'on sent se mouvoir et s'agiter sous la main.

L'état général de cette femme ne donne aucune inquiétude. Le 24, au soir, les membranes se rompirent ; les douleurs étaient vives, le pouls était fréquent ; en raison de l'étroitesse du bassin et du volume assez gros de l'enfant, l'accouchement était retardé.

Le surlendemain, M. Danyau, jugeant que l'accouchement ne pourrait se faire par les seules forces de la nature, appliqua le céphalotribe.

Par un sentiment que l'on comprendra, et suivant les habitudes de notre maître, M. P. Dubois, on ne s'assura point, au moment de l'opération, si l'enfant était vivant ; la mère ne put nous donner par la suite, à cet égard, aucun renseignement. L'enfant fut amené mort, la tête ayant été broyée par l'instrument ; il était du sexe féminin, bien conformé, et du poids de 2,500 gram. (5 livres).

Autopsie de l'enfant.

Cet enfant est d'une taille moyenne, pourvu d'embonpoint, bien conformé.

Le crâne est aplati transversalement, de telle sorte que le diamètre vertical est considérable ; la base du crâne a été brisée. La face, le front, la partie latérale gauche du cou, portent les traces des cuillers du céphalotribe, qui ont creusé un sillon dans le derme ; les yeux sortent des orbites. On aperçoit, vers la partie moyenne de la suture sagittale, un trou par où ont pénétré les ciseaux de Smellie. Si l'on enlève les téguments, on reconnaît que le pariétal gauche n'est plus relié au reste du crâne que par une bande de péricrâne ; la cavité crânienne ne contient plus que la moitié environ du cerveau ; de nombreuses fractures existent principalement sur les os de la base, par exemple, le sphénoïde.

Il est inutile de dire que du sang est épanché dans la cavité crânienne, et que la matière cérébrale est réduite en une sorte de bouillie. Si l'on se contentait d'un examen superficiel, on ne douterait pas que la cause de la mort ne soit dans les violences exercées sur le crâne par le céphalotribe ; cependant, désireux de savoir si cet enfant était vivant ou mort avant l'opération, nous poursuivons l'autopsie, et voici ce que nous trouvons :

1° Nulle part l'épiderme ne s'enlève ; il n'y a pas de phlyctènes : donc cet enfant est mort peu de temps avant l'extraction.

2° Il est taché de méconium, et *le cordon a une teinte verte ;* c'est une preuve que le fœtus a *souffert* étant dans l'amnios, et peut-être avant que l'opération fût commencée (ce signe a une certaine valeur).

3° L'ouverture de la cavité abdominale nous montre une *péritonite* bien caractérisée, de date récente.

Les commémoratifs venant à notre aide, nous pouvons reconstruire, pour ainsi dire, l'histoire de ce fœtus.

Description des lésions observées dans la cavité abdominale.

Les intestins sont rouges, très-congestionnés, et parcourus, sous la séreuse, par de nombreux vaisseaux ; il n'en est pas de même de la séreuse pariétale, laquelle est restée incolore et n'est pas congestionnée. Toute la masse des intestins grêles est recouverte par des *fausses membranes* lisses, minces, transparentes, se déchirant facilement, et adhérant, d'une part, à la surface des intestins, et de l'autre, à la paroi abdominale. Des fausses membranes semblables se voient entre l'utérus et l'S iliaque, sur le cœcum et dans l'excavation pelvienne ; on en trouve aussi entre les anses intestinales et à la partie convexe du foie. Ces fausses membranes ont bien le caractère habituel de ces productions morbides chez le fœtus : elles sont, les unes étendues en nape, les autres étirées en longs filaments ou brides ; leur adhérence aux parties où elles s'implantent est faible, leur élasticité est remarquable. Une sérosité citrine, dont le poids peut être évalué à 15 grammes, baigne la cavité péritonéale. Si l'on doit juger de l'âge d'une péritonite par la densité et la solidité des fausses membranes, et par la nature du liquide épanché, nous émettrions l'avis qu'elle s'est produite ici pendant le travail de l'accouchement, qui a été long et pénible, et qu'elle est par conséquent récente.

Un fait très-intéressant ici, c'est que tout le méconium paraît avoir été expulsé, car nous n'en trouvons trace nulle part dans le gros intestin ni dans l'iléon ou le jéjunum ; le duodénum en contient un peu. Nous sommes peut-être en droit de conclure de là que le méconium ayant été expulsé en entier dans la cavité utérine, cette expulsion n'a pu se faire tout d'un coup pendant la courte agonie qui a suivi la perforation du crâne et la céphalotripsie. Donc l'expulsion du méconium a précédé l'opération, et a été motivée par l'état morbide du fœtus.

Mais un autre fait vient à l'appui de cette supposition. La trachée-artère et les bronches, jusqu'aux plus fines ramifications de l'arbre aérien, contiennent un liquide verdâtre, que l'on fait sourdre hors de la substance pulmonaire quand on la presse, et c'est là une preuve que le fœtus a baigné dans un liquide (amniotique) qui contenait de la bile, c'est-à-dire du méconium. Donc l'expulsion du méconium a précédé l'écoulement complet du liquide amniotique.

L'enfant était peut-être mort avant l'opération. Les poumons sont fœtaux, et ne contiennent pas d'air ; le cœur est assez volumineux ; l'oreillette et le ventricule du côté droit contiennent beaucoup de sang non coagulé ; un caillot noir est à l'entrée de l'aorte. Le trou de Botal et le canal artériel sont largement ouverts ; le foie, la rate, les reins, sont un peu congestionnés ; la vessie est vide.

Le cordon ombilical est mou, petit, taché de méconium ; la spirale de la veine est marquée par un coagulum sanguin noir qui s'arrête au niveau de l'anneau ombilical ; les deux artères, dans leur moitié supérieure, contiennent un caillot sans doute ultime, assez bien formé, et qui se prolonge dans le cordon, où il est filiforme, etc. Ce caillot prouve-t-il que la mort ait été lente, et que par conséquent elle ait précédé l'opération ?

La mère, quarante-huit heures après l'accouchement, éprouva des frissons vio-

lents, pâlit, et accusa des douleurs lombo-abdominales ; elle avait les traits altérés, 132 pulsations. On appliqua quelques sangsues sur le ventre. Cet état général
ne s'accompagna jamais de ballonnement du ventre ni de vomissements ; il y eut
un instant un peu de délire. La malade revint promptement à un état meilleur ;
une eschare se produisit à la vulve, laissant après elle une plaie qui se cicatrisa
rapidement sous l'influence d'une médication simple (décoction de feuilles de
noyer). Elle quitta l'hôpital en pleine convalescence, *le 8 mai*, douze jours après
son accouchement.

Réflexions.

1° Le fœtus a-t-il succombé à la péritonite antérieurement à la
céphalotripsie ? Son observation peut offrir quelque intérêt au point
vue de la médecine légale.

2° La mère, au milieu des circonstances les plus favorables au
développement de la fièvre puerpérale, a été à peine malade.

OBSERVATION III.

Péritonite chez le fœtus avant la naissance ; fièvre puerpérale chez la mère après l'accouchement.

A...., fille primipare, âgée de vingt ans, est entrée à la Maternité le
14 mai 1854 ; elle est bien constituée, d'une taille au-dessus de la moyenne ;
elle n'habite Paris que depuis dix-huit mois ; elle a été élevée à la campagne
(arrondissement de Chartres). Sa santé était habituellement bonne, cependant sa
grossesse a porté une atteinte profonde à sa constitution. Le 16 janvier, elle est
entrée à l'hôpital de la Charité, et n'en est sortie que le 14 avril. Pendant cet
espace de temps, elle a été traitée pour des abcès du sein et une fièvre typhoïde
grave. Elle est arrivée cependant au terme normal de la grossesse.

Elle accoucha naturellement le jour de son entrée à la Maternité, et son accouchement ne présenta aucune circonstance digne d'être notée. Son enfant était
mort ; elle dit qu'elle ne le sentait plus remuer depuis la veille seulement. Elle
était venue à pied à l'hospice, et elle n'offrait, au moment de son accouchement, aucun symptôme morbide.

Autopsie de l'enfant.

Sexe masculin ; poids, 3,500 grammes (7 livres).

Cet enfant nous présente à considérer deux lésions cadavériques extérieures intéressantes :

1° De grosses phlyctènes soulevées par un liquide rose;

2° Une augmentation de volume produite par l'œdème sous-cutané, surtout à la face et à la tête.

Partout l'épiderme se détache sous la pression des doigts.

Le cordon ombilical est infiltré, d'une couleur lie de vin. On reconnaît là les signes de la macération dans le liquide amniotique.

Le péricrâne est décollé; le cerveau est mou et d'une teinte violacée.

Il y a dans les plèvres un épanchement séro-sanguinolent (sans traces de phlegmasie).

La cavité abdominale étant ouverte, on voit un épanchement de sérosité roussâtre assez considérable, et de plus des fausses membranes, dont l'une, étendue sur toute la surface des intestins, descend du diaphragme au pelvis : elle est ferme, peu adhérente, mince, de la nature de celles que nous trouvons en pareil cas. Les intestins n'offrent pas de congestion marquée.

La rate est recouverte de fausses membranes adhérentes assez épaisses; cet organe frappe notre attention par son volume énorme, il a certainement *triplé de volume*. Nous l'avons conservé et montré à nos maîtres, à cause de la curiosité du fait.

Cette augmentation considérable du volume de la rate soulève une question importante: la péritonite donne-t-elle lieu au gonflement de la rate ou bien est-ce l'infection puerpérale qui produit ce gonflement, que nous trouvons chez toutes les femmes qui ont succombé à la péritonite puerpérale ?

La mère a été transportée à l'infirmerie, quarante-huit heures après son accouchement; elle avait eu un frisson prolongé et une accélération du pouls.

Nous ne fûmes point étonné de trouver à l'infirmerie cette femme, dont l'enfant avait été autopsié par nous la veille, et la maladie de la mère fut pour nous une confirmation de l'idée d'une intoxication commune à la mère et au fœtus. Voici quel était l'état de la malade au moment de notre premier examen :

Peau chaude et sèche,

Langue rouge,

Pouls fréquent (= 120),

Mamelles flasques,

Diarrhée.

Il n'y avait pas de douleurs dans le ventre, pas de troubles des organes des sens; céphalalgie médiocre, réponses nettes, décubitus latéral.

Pendant trois jours, cet état incertain se maintint ; mais, le quatrième jour, apparurent les signes de la *péritonite :* douleurs très-vives, et tuméfaction du ventre, vomissement bilieux, agitation, anxiété, altération des traits, 132 pulsations, insomnie, langue sèche et fendillée. Cet état s'aggrave pendant quarante-huit heures, et nous considérons la malade comme vouée à une mort prochaine ; cependant elle veut quitter l'hôpital, et est emmenée dans un état qui ne permet aucun espoir. Là s'arrête notre observation.

Réflexions.

Une femme, affaiblie par une fièvre typhoïde et par un long séjour dans un hôpital, arrive néanmoins au terme régulier de la grossesse ; elle met au monde un enfant mort, qui a été atteint, dans son sein, d'une péritonite ; elle-même, après son accouchement, est frappée par la péritonite puerpérale, à laquelle il est probable qu'elle a succombé.

OBSERVATION IV.

Péritonite du *fœtus* avant la naissance ; péritonite chez la *mère* après l'accouchement, terminaison funeste.

La fille S..., primipare, âgée de vingt-cinq ans, est entrée à la Maternité, le 21 août 1854, étant arrivée à la fin du huitième mois de la grossesse ; elle accoucha naturellement le 23 août, à six heures du matin, d'un enfant mort, qui présenta le sommet de la tête en première position.

L'accouchement n'offrit aucune circonstance notable, le travail avait duré neuf heures. Cette femme présentait toutes les apparences de la force ; elle était bien conformée et avait le système musculaire très-développé. Elle ne fut point considérée comme malade au moment de l'accouchement.

Autopsie de l'enfant.

L'enfant pèse 2,300 grammes, il est du sexe masculin ; il est macéré, né avant le terme normal, à sept mois et demi environ. Il est évident, à première vue, qu'il est demeuré pendant plusieurs jours en macération dans le liquide amniotique ; toute la partie antérieure du tronc est dépouillée d'épiderme ; le derme est rouge noirâtre, humide; il n'est aucun point du corps où l'épiderme ne fuie et ne se décolle sous une faible pression des doigts; cet enfant glisse entre nos mains : son cordon ombilical est gros, infiltré, et d'une teinte lie de vin. La tête est aplatie, informe; le cuir chevelu semble, en arrière, une poche où des liquides sont accumulés; il glisse et se déplace sous les doigts, et l'on sent les os du crâne très-mobiles, en sorte que la tête n'a pas de forme stable. Le corps est du reste, bien conformé; il ne présente extérieurement *aucune* lésion *morbide*.

Il n'y a pas de putréfaction vraie; odeur nulle; la souplesse de ce cadavre est extrême; on le plie en tous sens (il n'y a pas de résistance musculaire).

Le corps n'est pas taché par le méconium, mais il n'en faut rien conclure : le méconium ne tache pas, en général, ces corps humides sur lesquels glissent tous les liquides.

Le ventre est volumineux, et pend du côté où on incline le corps; il ne contient pas de gaz (il est remarquable que, chez ces fœtus macérés, nous ne rencontrions jamais de gaz dans les intestins).

Cavités splanchniques. On enlève la partie antérieure du thorax, sans pénétrer dans la cavité abdominale. Il s'écoule hors de l'une et de l'autre cavité pleurale une sérosité rouge assez limpide; chaque plèvre contient environ 10 grammes de ce liquide. Les plèvres nous paraissent parfaitement saines, lisses, etc.; les poumons sont libres de toute adhérence; ils n'emplissent pas la cavité pleurale, et le liquide ne comble pas le vide; les poumons n'ont pas respiré.

Une quantité de liquide très-notable est renfermée dans la cavité du péritoine; cette quantité peut être évaluée à 20 ou 30 grammes. Ce liquide n'est pas de même nature que celui qu'on rencontre dans les cavités pleurales, il est d'une couleur rouge-brune et très-trouble, sale, ce qui nous fait croire à une lésion vitale masquée par une lésion cadavérique. En effet, l'examen de la surface séreuse de tous les organes intraabdominaux ne nous permet pas de douter de la réalité d'une péritonite développée pendant les derniers temps de la vie intra-utérine.

1° La rate est volumineuse; elle est recouverte, sur presque toute sa surface convexe, d'une fausse membrane jaunâtre peu épaisse, molle, se roulant sous le doigt, et qui n'a qu'une faible adhérence au périsplène, dont elle est parfaitement distincte. Cette fausse membrane est transparente; elle n'est pas lisse à sa surface; elle n'occupe que les deux tiers inférieurs de la surface convexe de la rate, elle est très-friable, on ne peut bien l'examiner que sous l'eau. La longueur de la rate est de 0,065, l'épaisseur de 0,014 (ce qui est un peu plus que d'ordinaire).

Elle ne présente aucune trace de désorganisation; elle se coupe nettement, et a une couleur rouge brune.

2° Le foie, sur la surface inférieure, présente quelques fausses membranes isolées, à peine adhérentes, et de même nature que la précédente ; la vésicule biliaire contient un peu de bile brune ; le foie est dur et élastique, exsangue.

3° En déplissant les circonvolutions intestinales, on voit de nombreuses fausses membranes placées entre des anses intestinales ; elles sont molles et ténues, n'adhérant que très-faiblement à la membrane séreuse. Dans l'excavation pelvienne le rectum est entouré de quelques produits de sécrétion de même nature.

4° Les bourses paraissent contenir du liquide. Nous savons par expérience que, dans les péritonites du fœtus et de l'enfant nouveau-né, quand les testicules sont descendus, on rencontre presque toujours du liquide et de petits corpuscules (produits morbides) dans la tunique vaginale, communiquant largement avec la cavité péritonéale. En pressant ici sur les bourses, nous faisons refluer dans l'abdomen une quantité assez considérable de liquide séro-sanguin, trouble, dans lequel nagent des débris de fausses membranes (les testicules sont descendus dans les bourses). Les cavités vaginales ayant été ouvertes, nous avons pu constater qu'elles étaient tapissées de fausses membranes.

4° *Tube digestif*. Il était important de savoir si les intestins et l'estomac avaient été impressionnés ici par la péritonite, comme ils le sont, en pareil cas, chez l'adulte et même chez les enfants nouveau-nés. Voici ce que nous voyons :

1° Il n'y a pas de météorisme intestinal ;

2° L'estomac est petit et ne renferme qu'un peu de mucus rougeâtre.

3° Les intestins sont très-étroits ; ils contiennent dans la partie supérieure un mucus glaireux, et inférieurement du méconium. Le méconium existe depuis le milieu de l'iléon jusqu'à l'anus ; il est plus foncé et d'une couleur plus uniforme dans le gros intestin que dans l'intestin grêle. On voit que le tube digestif ne paraît pas avoir été modifié, quant à ses sécrétions, par la péritonite. Nous avions eu un instant la pensée qu'il serait possible de rechercher si le fœtus atteint de péritonite dans l'amnios éprouvait des vomissements de liquide bilieux. Mais, dans ce fait et dans tous ceux que nous avons recueillis, nous nous sommes assuré que jamais il n'y avait, chez le fœtus, réplétion de l'estomac par des liquides verdâtres. Dans tous les cas, l'estomac et les intestins ne contiennent que du mucus et du méconium.

Les reins sont pâles, exsangues, fermes.

Les capsules surrénales sont aussi décolorées.

La vessie contient quelques grammes d'un liquide limpide coloré en rouge.

En même temps que nous constations que le méconium n'avait pas été excrété, nous nous assurions que cette substance ne se rencontrait pas dans les bronches ; le cœur est pâle et vide ; le trou de Botal, le canal artériel, sont normaux.

Le thymus est petit et ne contient pas de liquide lactescent.

Tête. Le cuir chevelu est mobile; il y a un épanchement séro-sanguin considérable, non limité, non localisé, sur toute la surface crânienne, sous l'aponévrose.

Le péricrâne est pâle et se décolle facilement; les os sont très-mobiles; le cerveau est mou, presque diffluent, d'une teinte rose; les méninges sont saines; pas d'épanchement.

Le cordon ombilical est gros, épais, humide; la veine est vide; les artères contiennent un peu de liquide rouge, très-clair.

La mère fut conduite à l'infirmerie vingt-quatre heures après son accouchement; elle présentait tous les signes de la péritonite puerpérale au début; elle fut traitée par les vésicatoires et par l'opium... Le 30 août, à sept heures du matin, elle succomba... Accouchée le 23 août, morte le 30 août.

Autopsie le 31 août.

Le ventre est très-distendu par des gaz contenus dans les intestins. L'épanchement intra-abdominal est considérable; il consiste en un liquide séreux, louche, puriforme; on voit des fausses membranes épaisses, molles, blanches, déposées à la surface des intestins, faisant adhérer entre elles quelques anses et unissant certains points de l'intestin grêle à l'utérus (adhérences molles). Environ 1 litre et demi de ce liquide est recueilli.

La rate a 0,20 de longueur.

0,04 d'épaisseur.

Elle a par conséquent plus que doublé de volume.

Ce fait rentre dans la catégorie des péritonites puerpérales vulgaires avec épanchement rapide et très-considérable de liquide séro-purulent et augmentation notable du volume de la rate (splénomégalie).

La rate, en outre, est noire et peu dense.

La vésicule biliaire contient une grande quantité de bile foncée.

Le tube digestif nous offre encore ici, comme c'est la règle, une réplétion par des gaz et par un liquide bilieux, dont l'abondance n'est pareille dans aucune maladie. Le choléra est la seule affection dans laquelle l'intestin contienne autant de liquide. L'estomac à lui seul renferme un litre de ce liquide vert (porracé), qui s'écoule (dans la position horizontale) par les narines du cadavre.

Le foie et les reins sont sains; la vessie est vide; les poumons sont engoués et spumeux. Du côté gauche, existe une pleurésie caractérisée par des fausses membranes assez épaisses et résistantes, faisant adhérer le poumon à la plèvre et paraissant de même date que les fausses membranes du péritoine. Il n'y a pas, du reste, d'épanchement dans la cavité pleurale.

Le cœur est sain; des caillots épais, élastiques, blancs, transparents, occupent tout le ventricule droit, ainsi que l'oreillette du même côté.

L'utérus est descendu dans l'excavation pelvienne, qu'il occupe presque tout entière transversalement.

Le rectum descend à gauche. L'utérus s'appuie en arrière ; il dépasse de deux travers de doigt le détroit supérieur ; son fond est comme taillé à facettes, et présente des inégalités produites par les adhérences et points de contact avec les intestins, etc. Il n'y a point de lésions *utérines spéciales* (1).

Réflexions.

Le fœtus a succombé, depuis plusieurs jours déjà, à une péritonite, lorsque l'accouchement a lieu. La mère n'était pas malade avant d'accoucher (?) ; vingt-quatre heures après sa délivrance, elle est atteinte de péritonite puerpérale et succombe le septième jour.

OBSERVATION V.

Fœtus mort d'une péritonite peu de temps avant l'accouchement.
La mère n'éprouve aucun accident, elle sort de l'hospice convalescente, le septième jour.

La femme B..., âgée de trente-quatre ans, a déjà eu cinq enfants à terme. Elle entre à la Maternité le 1er octobre 1853, étant arrivée à peu près au terme ordinaire de la grossesse ; elle présente un état de santé très-satisfaisant. — Le 3, après un travail de cinq heures, elle accoucha naturellement d'un enfant mort ; le placenta n'a offert aucune lésion. Rien dans le travail n'a pu servir à expliquer la mort du fœtus. Cette femme n'a éprouvé d'autre accident que quelques tranchées utérines vingt-quatre heures après son accouchement ; elle est sortie convalescente le 9 octobre.

Autopsie du fœtus.

Le fœtus, du sexe féminin, pèse 3,150 grammes ; il a 0,48 de longueur. Il est bien conformé, pourvu d'embonpoint, *non* putréfié.

---

(1) Notre intention n'étant pas de rechercher si l'utérus est le point de départ nécessaire de la péritonite, puerpérale, nous évitons de nous étendre sur les lésions utérines et d'en discuter la valeur.

L'aspect du cadavre nous donne à penser que ce fœtus a dû succomber peu de temps avant l'accouchement; en effet, nous voyons:

1° Les membres contractés, les jambes fortement fléchies, et les pieds attirés dans l'adduction; il en est de même des mains. Si l'on veut étendre les membres ou les plier, on éprouve une résistance assez forte.

2° Les os du crâne sont serrés et immobiles, et le cuir chevelu est fortement appliqué sur la tête.

3° La peau est d'un blanc rosé, et nulle part on ne voit ni bulle, ni soulèvement de l'épiderme, ni ramollissement; une couche épaisse de matière caséeuse est fortement adhérente à la peau.

4° La face est fortement congestionnée et les lèvres sont cyanosées.

En un mot, il n'y a rien qui ressemble à la macération dans l'amnios.

Du reste, le cordon ombilical est teint en vert, d'une couleur porracée, par le méconium; il en est de même du pavillon et de la conque des oreilles.

On trouve le même liquide vert, desséché, sur les cheveux.

A la commissure labiale droite, est une traînée de méconium desséché, qui indique que ce liquide avait pénétré dans la bouche.

La percussion, pratiquée sur la poitrine, donne un son mat; il en est de même à l'abdomen.

Un liquide séreux, roussâtre, assez limpide, dont la quantité peut être évaluée à 5 grammes, est contenu dans la cavité péritonéale. En outre, entre la paroi abdominale antérieure et les intestins, se voient de longs et grêles filaments, très-friables, lesquels ont peu d'adhérence avec les surfaces séreuses, et paraissent être de fraîche date. On rencontre un certain nombre de ces filaments pseudo-membraneux entre les anses intestinales. Dans le bassin, on trouve épanché le même liquide séreux. La surface concave du foie, la face convexe de la rate, sont visqueuses. Ces signes suffisent-ils pour faire admettre une péritonite? Nous le croyons... En effet, rien n'autorise l'épanchement et les fausses membranes contenus dans le sac péritonéal, si ce n'est un état morbide. Un semblable état ne se rencontre jamais chez les fœtus sains qui ont succombé traumatiquement pendant le travail. Chez quelques-uns, on trouve, il est vrai, des épanchements séreux, mais *limpides*, sans fausses membranes, et existant non pas dans le péritoine seul, mais aussi dans les plèvres et le péricarde. Or il n'y a pas d'épanchement dans les plèvres ni dans le péricarde. D'ailleurs l'issue du méconium n'est-elle pas une preuve que l'enfant a souffert dans l'amnios?

Dans tous les cas, cette péritonite est toute récente et n'a pas eu le temps de produire des résultats anatomiques aussi évidents que si elle avait duré plus long-temps.

Le foie est très-volumineux et gorgé de sang noir, épais, non coagulé; la substance même du foie est très-congestionnée, noire et assez friable.

Les reins sont congestionnés.

La rate est petite.

Longueur.............. 0,045.

Largeur. 0,02

Épaisseur. 0,01

La vessie contient un peu d'urine limpide.

Tube digestif. Le méconium s'est presque entièrement écoulé; on ne voit cet excrément que dans le colon descendant et le rectum. Il n'y a pas de gaz ni de bulles d'air dans les intestins. On trouve dans toute la partie supérieure du tube digestif des débris épithéliaux abondants et du mucus épais.

L'estomac est très-petit et contient une matière glaireuse transparente avec des stries vertes (biliaires); on trouve à peu près la même apparence dans le duodénum.

OEsophage. Un peu au-dessus du cardia, on trouve du mucus abondant, très-coloré en vert par le méconium. Dans le pharynx, se voit du méconium en abondance; la langue, les amygdales, le voile du palais, en sont tachés; les fosses nasales en sont remplies.

Très-probablement le liquide trouvé dans l'estomac, et qui offrait une teinte verte, provenait de l'amnios; car cette coloration verte du mucus n'existe pas normalement dans l'estomac du fœtus. D'ailleurs la grande quantité de cette substance, qu'on trouve dans la bouche et dans les fosses nasales, prouve que le méconium a pénétré dans les premières voies.

Organes de la respiration. Plèvres saines, humides; poumons noirs, denses, petits, rétractés, et n'occupant que le tiers des cavités pleurales; ils ne surnagent pas. Les bronches sont pleines de méconium, ainsi que le larynx et la trachée; la teinte verte du mucus se voit jusqu'aux dernières ramifications bronchiques, et, à la coupe, le poumon présente les orifices de toutes les petites bronches remplis par un bouchon de mucus vert : de là nous concluons que l'enfant est mort, et a séjourné, après sa mort, dans le liquide amniotique, coloré par le méconium. Le péricarde est sain et ne contient pas de liquide; les quatre cavités du cœur renferment du sang liquide et du sang coagulé. Le trou de Botal et le canal artériel sont béants; le thymus est sain.

Tête. La bosse séro-sanguine est située sur la suture pariéto-occipitale droite, donc l'enfant est né en première position du sommet; en outre, il y a élongation de l'espace membraneux pariéto-frontal. Le péricarde est d'une teinte rouge et se décolle plus facilement que chez les enfants nés vivants.

Les méninges sont saines ; les sinus renferment du sang noir, coagulé. Il n'y a pas d'épanchement dans la cavité arachnoïdienne ni sous l'arachnoïde.

Le cerveau est congestionné, piqueté ; il y a un peu de sérosité limpide dans les ventricules.

Le cordon ombilical est petit, coloré en vert.

La veine ombilicale est presque vide dans le cordon, et au contraire elle contient un gros caillot mou, noir, et non adhérent dans l'abdomen ; les artères ombilicales sont pleines de sang noir dans le cordon et vides dans l'abdomen.

Réflexions.

Un fœtus naît mort. On ne trouve ni dans l'état du placenta, ni dans les circonstances du travail de l'accouchement, la cause de sa mort. L'autopsie nous montre que ce fœtus avait succombé, peu de temps avant de naître, à une péritonite. La mère n'a présenté aucun phénomène morbide.

OBSERVATION VI.

La fille B..., domestique, âgée de vingt-quatre ans, primipare, est parvenue au neuvième mois de la grossesse, lorsqu'elle se présente, le 11 octobre 1853, à la Maison d'accouchements. Elle est bien constituée et bien conformée, d'une santé habituellement bonne ; sa grossesse ne l'a pas empêchée de se livrer à ses occupations habituelles. Cependant, il y a quinze jours (dit-elle), elle cessa de sentir remuer son enfant ; depuis lors elle éprouva une douleur sourde dans la région utérine. Il y a huit ou dix jours, elle eut un mouvement fébrile intense avec frissons et sueurs ; pendant trois jours, elle eut la fièvre et garda le lit ; elle avait une violente céphalalgie. Depuis lors elle n'a ressenti que du malaise ; elle n'a eu ni vomissements ni diarrhée.

Le lendemain de son entrée à la Maison d'accouchements, elle accoucha naturellement, après un travail de trois heures, d'un enfant mort et macéré. Le placenta fut expulsé avec l'enfant ; il n'offrait aucune lésion essentielle ; il a été macéré et avait été sans doute décollé depuis longtemps.

Autopsie du fœtus.

Le fœtus, du sexe féminin, pesait 3,350 grammes. Il présente au plus haut de gré l'état de macération dans le liquide amniotique. La tête ressemble à un sac dans lequel flottent des os au milieu d'une substance semi-liquide; l'épiderme manque en beaucoup d'endroits, et est partout enlevé avec facilité; le derme est rouge; il y a une souplesse telle du corps, qu'il prend toutes les formes suivant qu'on le roule ou qu'on l'allonge; il n'y a pas d'odeur. (Rien ne ressemble moins à la putréfaction que cet état.)

Le cordon est très-long, épais, mou, d'une teinte lie de vin; le cadavre ne présente aucune difformité ni aucune lésion morbide extérieurement.

Tête. La peau, lâche et molle, recouvre un vaste épanchement de sang et de sérosité infiltrés dans le tissu cellulaire sous-aponévrotique.

Le péricrâne est détaché des os, et ceux-ci, mobiles, non réunis, n'adhèrent ni au péricrâne ni à la dure-mère. On enlève avec la main, sans aucun effort, tous les os de la voûte; ceux de la base résistent.

Le cerveau se présente sous l'apparence d'une sorte de bouillie rougeâtre, d'une odeur fade.

Cavité thoracique. Épanchement assez considérable de sérosité sanguine rose dans l'une et dans l'autre plèvre; du reste, il n'y a pas de pleurésie.

Les poumons sont fœtaux, mi-aérés, denses, exsangues.

Les bronches sont vides.

Le cœur est petit, pâle, flasque et vide.

Cavité abdominale. Il n'y a pas d'épanchement de liquide dans la cavité péritonéale.

On voit, au volume et à la teinte verte des intestins, qu'ils contiennent en grande abondance le méconium.

Le foie est pâle; il n'y a pas décomposition des organes; ils ont leur consistance normale.

Nous sommes frappé du singulier aspect que présente la séreuse abdominale; elle n'est pas lisse et polie; elle est rugueuse et couverte d'un enduit blanchâtre que l'on racle avec l'ongle, et au-dessous duquel on retrouve la séreuse avec son brillant et son poli. Cet enduit se trouve presque partout, mais c'est surtout sur le diaphragme et sur le foie qu'il est abondant. Les intestins, l'épiploon, offrent en certains points le même aspect. On ne trouve pas cet enduit sur la rate. Nous nous sommes demandé d'abord si, en l'absence d'un épanchement séro-purulent, en l'absence de fausses membranes détachées et formant bride, il était permis de conclure à une péritonite. Nos doutes sont levés, lorsque, poursuivant notre examen, nous voyons les anses intestinales adhérer les unes aux autres par l'intermédiaire de cette substance qui, lorsqu'on opère le décollement des intestins, est un peu filante. Plusieurs anses intestinales sont ainsi accolées et adhèrent les unes aux autres.

Les autres membranes séreuses :

La plèvre,
La péricarde, } n'offrent rien de semblable.
L'arachnoïde, }

L'idée que cet enduit serait une sorte de macération de l'épithélium péritonéal ne peut pas se soutenir ; en effet, nous retrouvons intacte partout, sous cet enduit, la séreuse péritonéale.

La rate est très-petite : 0,02 de long.

Les reins sont sains.

La veine ombilicale dans le foie est vide ainsi que le canal veineux ; mais dans la partie ombilicale (veine ombilicale) de la veine porte, nous trouvons quelques petits caillots assez fermes, et qui sont placés à l'entrée des divisions de la veine porte dans le lobe gauche du foie. Aucune veine du reste ne contient de caillot ni de sang noir.

L'estomac est vide.

Les intestins sont tellement remplis de méconium, que l'on ne peut pas supposer qu'il s'en soit écoulé au dehors une grande quantité.

La mère a quitté l'hospice le 18 octobre, en pleine convalescence.

Réflexions.

Un fœtus qui était mort depuis plusieurs jours est expulsé. La mère n'éprouve, après son accouchement, aucun accident. L'autopsie de l'enfant nous montre qu'il a succombé à une péritonite.

OBSERVATION VII.

La femme R..., primipare, âgée de vingt-neuf ans, a eu une grossesse pénible ; cependant elle n'a pas cessé un seul jour de vaquer à ses occupations ordinaires. Depuis huit jours, elle ne sent plus remuer son enfant, et elle éprouve un malaise qu'elle attribue à ce que son enfant est mort. Elle est admise à la Maternité le 15 octobre, et accouche naturellement, le lendemain, d'un enfant mort qui présentait l'extrémité pelvienne. Le placenta fut examiné, et l'on n'y trouva aucune lésion. Le fœtus paraissait âgé de sept mois à peine ; il avait macéré pendant plusieurs jours dans le liquide amniotique. La mère n'éprouva aucun accident grave à la suite de son accouchement, et se rétablit rapidement.

Autopsie du fœtus.

Ce fœtus est né deux mois environ avant le terme ordinaire; il a 0,43 de long.

L'épiderme est partout enlevé ou prêt à se détacher, le derme est rouge, le corps est humide et glisse entre les doigts, les membres et le tronc sont dans une résolution complète, le crâne est mobile et sans forme; le cordon est infiltré, violacé; le corps n'offre pas à sa surface de taches de méconium, ce qui s'explique par l'état de la peau; entre le péricrâne et le cuir chevelu, se voit un épanchement séro-sanguin considérable; il n'y a pas décollement du péricrâne, la dure-mère se décolle de même difficilement; il n'y a pas d'épanchement méningé; le cerveau est mou et presque diffluent, sans odeur; on n'y remarque pas de caillots.

Dans la cavité thoracique (plèvres), existe un épanchement très-abondant de sérosité sanguinolente, sans dépôt; les poumons gagnent le fond de l'eau; les bronches ne contiennent pas de méconium; le cœur est sain, le thymus idem.

Cavité abdominale. On n'y voit pas, comme dans le thorax, un épanchement considérable de liquide séro-sanguin, mais il y a un liquide foncé (couleur chocolat), trouble, nuageux, où flottent de petits corpuscules grisâtres; ce liquide est en assez grande abondance; en pressant les bourses, qui sont volumineuses et contiennent évidemment du liquide, on en fait refluer par les canaux inguinaux un jet considérable de ce liquide foncé et trouble; en soulevant le foie, on voit, sur sa face inférieure, une fausse membrane roulée, molle, jaunâtre; les intestins sont, en plusieurs points, agglutinés par des fausses membranes.

La rate attire surtout notre attention; son volume est énorme, elle déborde les côtes, et se montre en avant, à côté du foie et sur le même plan; elle est recouverte partiellement de fausses membranes molles, minces, assez adhérentes, qu'on détache facilement, et sous lesquelles le périsplène apparaît intact.

Nous ne doutons pas que ces fausses membranes ne soient le résultat d'une péritonite. Le liquide contenu dans l'abdomen ne ressemble pas à celui qu'on trouve dans les plèvres : le premier est trouble, violacé, épais; l'autre est clair et ne contient aucun corpuscule flottant; le premier paraît purement cadavérique; dans l'autre, il semble qu'il y ait mélange d'un liquide épanché cadavériquement avec un liquide résultant d'une phlegmasie de la séreuse.

Les proportions de la rate sont :

Longueur................ 0,75
Largeur................. 0,04
Épaisseur............... 0,02

Si l'on considère que le fœtus n'est pas à terme (sept mois et demi), qu'il n'a que 0,43 de longueur, et que sa rate a 0,075 de long, tandis que la rate des enfants nés à terme et qui ont 0,54 de long ne dépasse pas 0,05 dans son grand diamètre, on verra qu'il y a bien ici hypersplénotrophie. Le tissu splénique n'offre, du reste, rien d'anormal.

Le foie est sain, pâle.

Il n'y a pas d'altération des vaisseaux.

L'intestin contient du méconium en quantité moindre que dans l'état normal.

La vessie est vide.

Réflexions.

Le volume énorme de la rate a-t-il une signification bien déterminée? C'est une question digne d'intérêt. Nous tenons compte du fait, mais nous n'osons hasarder une explication. La mère n'a éprouvé, dans ce cas, aucun symptôme morbide.

OBSERVATION VIII.

La femme G... est entrée le 16 octobre à la Maternité et y est accouchée le même jour. Elle est d'une santé habituellement bonne, elle est arrivée sans accidents au terme normal de la grossesse; cependant, huit jours avant d'accoucher, elle éprouva, dit-elle, des douleurs vives dans les reins, elle eut depuis des frissons tous les soirs et ne sentit plus remuer son enfant. Elle a eu précédemment cinq acccouchements.

Son 1er enfant est né vivant et a vécu 6 mois;

    2e — 8 jours;

    3e est mort-né avant terme;

    4e — né à terme;

    5e — né à terme.

Cette fois encore, elle accouche d'un enfant mort; le travail de l'accouchement a été régulier, simple, et a duré cinq heures et demie.

Le placenta, examiné, n'a offert aucune lésion.

Autopsie du fœtus.

Le volume du fœtus est considérable; son poids est de 3,400 grammes (près de 7 livres), sa longueur de 0,50 centim.; sexe féminin.

Il est bien conformé, et ne présente à l'extérieur aucune lésion vitale.

Il présente tous les signes de la macération dans le liquide amniotique ; l'épiderme s'enlève de lui-même au tronc et à la face, il adhère encore fortement au derme aux extrémités ; on ne voit pas de méconium à la surface du corps.

Des bulles contenant une sérosité rose soulèvent en plusieurs points l'épiderme.

La face est très-bouffie, les paupières sont œdématiées, les lèvres sont grosses.

Le cordon est petit, mou, violacé ; le ventre est gros, il y a matité absolue à la percussion sur le ventre et sur la poitrine.

Ouverture. L'abdomen contient une sérosité sanguinolente du poids de 10 gr. environ.

Le foie est gros, peu coloré.

La rate déborde le foie et a un volume considérable, elle passe au-dessous des côtes.

> Longueur................. 0,08
> Largeur.................. 0,045
> Épaisseur............... 0,025
> Poids................... 32 gr.

A sa surface convexe, se voient des fausses membranes bien caractérisées, minces et incolores, molles, se roulant sous le doigt, dont les unes s'étendent en surface, les autres pénètrent dans les scissures de l'organe, n'ayant pas entre elles de continuité ; on les enlève facilement, et l'on voit au-dessous d'elles le périsplène brillant, intact, net ; il ne peut y avoir erreur sur la nature de ces produits. La couleur de la rate est peu foncée, son tissu est friable.

La paroi abdominale correspondant à la rate n'offre aucune lésion.

Cette rate a été montrée à M. Danyau.

Les *intestins* sont petits ; ils ne contiennent pas de gaz ; le méconium semble avoir été en grande partie expulsé. L'examen attentif de la cavité péritonéale ne nous fait découvrir aucune trace de fausses membranes ailleurs que sur la rate.

Le foie est exsangue.

La veine ombilicale et le canal veineux sont vides, ainsi que la veine porte et les veines hépatiques ; un caillot, qui ne présente pas de caractères morbides, est situé à la sortie de l'une des veines sus-hépatiques ; la vésicule biliaire contient une bile rouge filante peu épaisse.

Les reins sont sains, la vessie est vide.

L'estomac est macéré, ramolli, et contient du liquide rougeâtre, ainsi que le duodénum et l'iléon.

Le thymus contient un peu de suc laiteux.

Cavité thoracique. Épanchement très-peu abondant de liquide limpide rose ; poumons fœtaux ; les bronches ne contiennent pas de méconium, mais elles sont tapissées par une matière muqueuse colorée en rouge, assez abondante.

Nous ferons observer que la présence, dans les bronches, dans l'estomac et l'intestin grêle, d'un liquide rose analogue à celui qu'on voit dans les phlyctènes à la surface du corps du fœtus, nous autorise à émettre l'opinion suivante :

Ce liquide, coloré en rose, n'est pas autre chose que le liquide amniotique qui a pénétré, après la mort du fœtus, dans les bronches, dans l'estomac, etc.; or on sait que ce liquide prend la teinte rose quand il a contenu pendant plusieurs jours un fœtus mort; si le fœtus a été malade, a souffert pendant le travail, s'il est mort peu de temps avant, alors nous trouverons plutôt le liquide amniotique coloré en vert, et cette même teinte verte sera également retrouvée dans le larynx, les bronches, l'œsophage, et quelquefois dans l'estomac.

Le cœur est sain; on voit de gros caillots noirs dans les oreillettes ; le canal artériel et le trou de Botal n'offrent rien d'anormal.

Le crâne n'offre pas une mobilité inusitée ; les méninges sont saines; le cerveau est plus mou que dans l'état normal.

La mère n'a présenté aucun symptôme morbide et a pu quitter l'hospice au bout de peu de jours.

Réflexions.

Une femme de trente-trois ans, bien portante, a eu six grossesses ; quatre fois elle a mis au monde un enfant mort.

Le fœtus, dont nous avons fait l'autopsie, était mort dans le liquide amniotique depuis plusieurs jours. Le volume énorme de sa rate, les fausses membranes qui la recouvraient, un faible épanchement dans le péritoine, sont les seules lésions constatées à l'autopsie. Le placenta était normal.

OBSERVATION IX.

La femme S..., âgée de vingt-huit ans, enceinte, et parvenue au dernier mois de la grossesse, est entrée, le 4 novembre, et est accouchée le 6 novembre, à la Maternité. Cette femme n'a point été malade pendant sa grossesse ; elle ne sent plus remuer son enfant depuis quelques jours (?). Elle a eu précédemment un accouchement à terme.

Le 6 novembre, après un travail de onze heures, elle mit au monde un fœtus mort et macéré ; elle n'éprouva point d'accidents graves, et put quitter l'hospice au bout de quelques jours.

Autopsie du fœtus.

Quoique le cadavre soit exposé à l'air depuis plus de soixante heures, il n'offre pas la moindre apparence de putréfaction ; il n'a pas d'odeur : à côté de ce cadavre, se voit celui d'un enfant qui a vécu quelques jours et qui est mort depuis quarante-huit heures seulement, lequel présente déjà des traces non équivoques de décomposition cadavérique : « Les enfants mort-nés macérés se putréfient bien plus lentement à l'air libre que ceux qui ont respiré. »

Le cadavre est d'un fœtus fort et bien conformé arrivé au terme normal de la gestation. Sa longueur = 0,51 ; son volume est considérable ; son poids, 3,100 grammes.

On ne remarque, à la surface du corps, aucune lésion essentielle ; il offre tous les caractères de la macération prolongée ; l'épiderme se soulève partout ; le derme est rouge, lisse.

La tête est molle (fluctuante).

Le cordon est gros, infiltré, lie de vin.

Les bourses sont infiltrées.

Ayant incisé la paroi abdominale, nous voyons s'écouler environ 12 grammes de liquide séro-sanguinolent louche ; le *péritoine* pariétal nous offre cette apparence que nous avons déjà notée et qui consiste, dans un état *terne*, avec des taches jaunâtres étendues, que l'on peut gratter et enlever avec l'ongle ; en outre, nous voyons sur les intestins grêles, entre plusieurs anses intestinales, de longs filaments détachés, peu adhérents, et qui sont de véritables fausses membranes ; quelques-unes sont pelotonnées vers le foie ; d'autres se voient sur la rate, en grand nombre.

Ces fausses membranes se trouvent surtout à la base du triangle formé par les deux artères ombilicales et dans le bassin. On ne peut se méprendre sur leur nature ; on les détache facilement du péritoine ; elles forment alors des filaments rouges roulés ; quelques-unes vont, du péritoine pariétal, se prendre entre des circonvolutions intestinales. Nulle part on ne peut détacher le péritoine lui-même (il y a point possibilité de confondre le péritoine avec des fausses membranes) ; les canaux inguinaux se sont refermés après le passage des testicules, et les bourses sont seulement infiltrées ; il n'y a pas de liquide dans les tuniques vaginales ; la rate a des dimensions considérables, elle n'est pas diffluente, elle est assez ferme, et son tissu n'offre pas de lésions caractéristiques; elle pèse 20 grammes; il n'y a rien d'anormal dans les autres organes.

Dimension de la rate :

Longueur............... 0,062
Largeur................ 0,045
Épaisseur.............. 0,013
Poids.................. 20 grammes.

Réflexions.

Cette observation peut servir de type :

1° Le fœtus a présenté les lésions caractéristiques de la péritonite :

Épanchement péritonéal,

Fausses membranes,

Rate volumineuse.

2° La mère n'a éprouvé *aucun* accident.

OBSERVATION X.

La femme D... a trente-sept ans. Elle a mis au monde cinq enfants, tous vivants; elle en a élevé trois.

Elle est venue à Paris depuis un mois. Depuis *huit* jours, elle ne *sent plus remuer son enfant;* elle n'est pas malade du reste. Sa grossesse touche à son terme. Entrée le 25 novembre à la Maternité, elle y accouche le 27 naturellement et après un travail de deux heures et demie.

Cette femme n'a point été malade après son accouchement; la sécrétion du lait s'est établie chez elle au bout de quarante-huit heures. Elle a quitté l'hospice au bout de peu de jours.

Autopsie du fœtus.

Le cadavre est celui d'un fœtus né un peu avant le terme et qui a macéré pendant plusieurs jours dans l'amnios (son poids est de 2,750 grammes).

L'épiderme est soulevé çà et là par des phlyctènes contenant de la sérosité roussâtre; il manque en plusieurs points.

Le cordon ombilical est infiltré, très-gros, d'une couleur lie de vin; les os du crâne ont une très-grande mobilité. La tumeur séro-sanguine sous-épicrânienne est très-étendue et très-grosse.

La face est bouffie; il n'y a nulle lésion morbide extérieure, nul vice de conformation.

L'abdomen étant ouvert, il s'en écoule une cuillerée d'un liquide brun qui paraît être de la sérosité mêlée à de la matière colorante du sang. Ce liquide est noirâtre, trouble; on n'y voit ni pus ni fausses membranes. Il est donc bien différent de celui qu'on rencontre dans les épanchements abdominaux (péritonite) chez les adultes; peut-être faut-il faire ici la part de la macération.

Tout le péritoine viscéral et pariétal est plus ou moins recouvert de fausses membranes.

Le foie surtout est remarquable en ce que toute sa face antérieure est tapissée de fausses membranes; si elles manquent en quelques points, c'est qu'elles sont restées adhérentes aux points correspondants de la paroi abdominale soulevée. Sur le foie, ces fausses membranes sont jaunes, minces, assez résistantes, *comme chagrinées;* leur adhérence au péritoine est assez forte, bien qu'elles aient macéré. Si on les enlève, on trouve au-dessous d'elles le péritoine parfaitement intact, lisse, etc.

Outre ces fausses membranes, nous trouvons d'autres plaques jaunes, sèches, brillantes, lesquelles font adhérer largement les intestins entre eux ou à la paroi abdominale.

La rate est très-grosse et *molle;* elle est recouverte par des fausses membranes, dont quelques-unes vont rejoindre la paroi abdominale correspondante.

> Longueur................ 0,065
> Largeur................. 0,035
> Épaisseur............... 0,015

Le foie est exsangue, ses veines sont vides.

Les reins sont sains.

Tube digestif. On n'y trouve pas de gaz.

Le méconium paraît avoir été retenu presque en entier.

Dans l'estomac, nous trouvons un liquide coloré en rouge, assez limpide, et qui nous paraît être de l'eau de l'amnios colorée en rouge.

Les poumons sont fœtaux; les bronches sont vides à peu près et d'une teinte uniformément rouge.

Le cerveau est mou, sans odeur.

Réflexions.

L'enfant présente toutes les lésions de la péritonite; la mère n'éprouve aucun symptôme morbide.

SECONDE PARTIE.

La péritonite est la manifestation la plus habituelle de la fièvre puerpérale. Cependant il est d'autres lésions qui sont rapportées avec raison à cette affection ; de ce nombre, sont les érysipèles, les phlegmons, l'infection purulente et l'infection putride, la gangrène, les épanchements de pus et de fausses membranes dans les méninges et dans les plèvres, etc.

Nous rapportons brièvement quelques exemples de ces maladies chez les enfants nouveau-nés.

Érysipèle sans péritonite,

cause de mort.

Nous pourrions nous dispenser de citer des exemples d'érysipèles chez les nouveau-nés, résultant de l'influence d'une épidémie de fièvre puerpérale ; le mémoire de M. Trousseau, sur ce sujet, est une œuvre trop complète pour qu'on y ajoute rien. Cependant il nous a paru que, d'une part, l'érysipèle n'était pas toujours mortel, et, de l'autre, que cette maladie ne reconnaissait pas nécessairement pour cause une plaie. Préoccupé de cette idée, nous avons cherché à mettre d'accord les faits que nous observions avec la théorie reçue, et souvent nous n'y sommes pas parvenu ; bien mieux, nous avons vu l'érysipèle siégeant le plus souvent sur des parties du corps très-éloignées de l'ombilic, principalement à la face et aux environs des malléoles. Ce que nous observions chez les nouveau-nés se voit également chez les femmes en couches et même chez les femmes enceintes. L'érysipèle peut se montrer à la fois sur différentes parties du corps, sans qu'on puisse lui assigner pour point de départ une plaie. La vulve n'est pas généralement le siège primitif de l'érysipèle. Le mot d'érysipèle ambulant conduit l'esprit à cette idée, que c'est le même érysipèle qui, ayant débuté en un point déterminé, rayonne de là sur tout le corps, toujours *continu* avec lui-même. Cette idée est fausse dans un grand nombre de cas; là où il y a constitution érysipélateuse, cette maladie se montre en plusieurs points, et une plaie peut en être le *prétexte*, mais non la *cause*. Ne voir dans l'érysipèle des nouveau-nés qu'un accident, une inflammation causée par le voisinage d'une plaie, c'est se tromper; voir dans l'érysipèle une manifestation d'un état morbide général, c'est être dans la vérité.

OBSERVATION.

Enfant nouveau-né; érysipèle de la face. Mort.

La nommée J..., âgée de dix-neuf ans, primipare, est entrée, le 10 septembre, à la Maternité, et y est accouchée naturellement (dix heures de travail, première position du sommet), le 2 octobre, d'un enfant mâle, pesant 2,500 grammes.

Elle allaita elle-même son enfant; elle ne fut point malade, et quitta l'hospice le 13 octobre.

L'enfant me fut montré le 11 au soir; il avait un érysipèle de la face. J'ordonnai une application de collodion; il mourut le lendemain.

Autopsie vingt-quatre heures après la mort.

Enfant né à terme, long de 0,50, bien conformé.

Tuméfaction notable de la face à droite; bouffissure des paupières du même côté.

Tête. En incisant le cuir chevelu, nous voyons un œdème considérable du tissu cellulaire, œdème séreux, limpide; le crâne n'offre rien de notable; le cerveau et les méninges sont à l'état normal; pas de congestion, pas d'épanchement.

Face. Les paupières du côté droit sont infiltrées; un liquide visqueux, jaunâtre, s'écoule de la commissure palpébrale. Il y a œdème sous-conjonctival avec un peu de rougeur de la conjonctive; l'œil est sain.

La joue est infiltrée, ainsi que le côté droit de la bouche, ce qui devait gêner la succion.

La bouche est le siége d'une diphtérite avec muguet.

Poitrine. Les plèvres sont saines; les poumons sont un peu engoués en arrière. Les bronches sont spumeuses; le cœur et le péricarde sont sains.

Abdomen. Un peu de sérosité limpide dans le péritoine; tube digestif à l'état normal.

Rate saine, 0,05 de long.

Reins sains.

Les vaisseaux ombilicaux et l'ombilic ne présentaient aucune lésion.

Cet érysipèle ne reconnaissait, comme point de départ, aucune lésion ombilicale.

En temps d'épidémie, l'érysipèle peut apparaître sur tous les points de la peau indistinctement, et l'on n'est pas obligé de rechercher une plaie pour expliquer cet érysipèle.

INFECTION PURULENTE ; FIÈVRE PURULENTE.

Il arrive quelquefois qu'un enfant nouveau-né meurt, après avoir présenté du gonflement avec rougeur au niveau des articulations. On appelle quelquefois érysipèle ces gonflements circumarticulaires. Si l'on ouvre les articulations, on y trouve du pus. J'ai eu, pour mon compte, l'occasion d'observer quelquefois cette maladie, et elle m'a semblé rentrer très-manifestement dans le cadre que j'ai tracé. C'est qu'en effet, on voit chez les femmes en couches des accidents identiques, c'est-à-dire la production de pus dans plusieurs articulations, et cette maladie, lorsqu'elle est généralisée, prend le nom d'infection purulente. Il importe peu, au fond, de savoir quel nom il faut donner à cette maladie, et s'il vaux mieux l'appeler résorption purulente, infection purulente, fièvre purulente, abcès multiples ; *grammatici certant...* Ce qui est certain, c'est le fait. Je regrette de ne pouvoir donner qu'un aperçu incomplet de cette forme de la fièvre puerpérale, qui me paraît mériter une sérieuse étude. En 1854, j'ai présenté à la Société anatomique le cadavre d'un enfant qui était mort le vingtième jour après la naissance, à la clinique d'accouchements (hôpital des Cliniques). J'avais rencontré sur cet enfant des lésions qu'on a l'habitude de rapporter à l'infection purulente. Des collections purulentes étaient déposées en plusieurs parties du corps, et en particulier du pus était épanché dans les deux genoux et dans les articulations du tarse et du carpe. En même temps, je montrais que l'ombilic et les vaisseaux ombilicaux avaient accompli régulièrement leur travail réparateur, et n'offraient aucune lésion. On nia que ce fût un cas de véritable infection purulente, parce que la phlébite manquait. Je n'en demeurai pas moins convaincu que les lésions observées chez cet enfant étaient identiques à celles que l'on trouve assez souvent sur les cadavres de femmes mortes en couches.

J'ai dû rechercher s'il était fait mention de cette maladie des nouveau-nés dans les auteurs modernes, et j'ai eu la satisfaction de trouver, dans le traité si complet de M. le D\u1d63 Bouchut, plusieurs exemples que je prends la liberté de lui emprunter. Malheureusement je n'ai pas pour moi l'opinion de cet auteur distingué, qui rapporte ces cas sous le nom de *rhumatisme* ou *arthrite*, et hésite sur leur véritable signification.

« Obs. II (p. 318). — Un jeune enfant de quinze jours fut atteint « de *rhumatisme mono-articulaire* de l'épaule.

« Cette maladie devint rapidement mortelle; elle se développa au « milieu de circonstances fort extraordinaires. La mère, récemment « accouchée, subissait l'influence épidémique très-grave du moment; « elle avait une fièvre puerpérale avec arthrite suppurée du genou. « L'enfant allaité par elle tomba malade, refusa le sein, eut de la « diarrhée avec ictère, de la fièvre; son épaule gauche parut être « douloureuse, mais sans gonflement appréciable; les mouvements « étaient impossibles, et, de même que la pression des doigts, cau- « saient la plus vive douleur; la mort survint au bout de quelques « jours. On trouva l'articulation scapulo-humérale remplie de pus sé- « reux rougeâtre, la séreuse fortement injectée, et les os entièrement

« intacts. A part une rougeur légère dans le gros intestin, dont la
« muqueuse était un peu irritée, les autres organes ne présentaient
« aucune altération. »

On voit dans cette observation l'identité des accidents chez l'enfant et chez la mère.

Les deux observations qui suivent sont encore plus concluantes,
mais il n'y est pas question des mères, omission qui est très-regrettable pour nous.

« OBS. III. — *Rhumatisme poly-articulaire, suppuration ; mort.* —
« Enfant du sexe masculin, âgé de quatre jours ; endurcissement du
« tissu cellulaire des membres et de la région dorsale. Bientôt diar-
« rhée, altération des traits de la face. L'enfant, entré le 28 avril,
« succomba dans les premiers jours de mai. Les articulations coxo-fé-
« morales droites, les deux fémoro-tibiales, la tibio-tarsienne gauche,
« et la radio-carpienne du même côté, sont remplies de pus. Les car-
« tilages sont d'un jaune terne, sans aucune altération appréciable de
« leur tissu. La peau de la face dorsale de l'articulation radio-car-
« pienne offrait une plaque rouge.

« Point d'abcès dans les muscles ni dans les poumons, qui étaient
« seulement le siége d'un peu d'infiltration (engouement), à leur bord
« postérieur et à leur base ; tous les autres organes sains.

« OBS. IV. — *Arthrite métastatique.* — J.-B. Fleury, âgé de trois
« jours, fut apporté à l'infirmerie, le 20 août 1832, ayant la langue
« rouge sur les bords et une diarrhée verdâtre. Le 27, plaque de
« muguet dans la bouche, ulcération du frein de la langue. Mort
« le 29. Collections purulentes miliaires, sous-pleurales, entourées
« d'une aréole violacée, disséminées çà et là sur la surface des pou-
« mons ; les articulations coxo-fémorales et la fémoro-tibiale droite
« contiennent une synovie purulente rougeâtre ; la membrane syno-
« viale est rouge, les cartilages sont d'un jaune terne. L'articulation

« scapulo-humérale droite renferme un liquide séro-purulent , et la
« gauche, du véritable pus. Collection purulente entre les muscles
« biceps, coraco-brachial et deltoïde ; la veine céphalique qui traverse
« ce foyer est rouge et épaisse ; abcès enkysté près du poignet gauche ;
« rien de notable dans l'encéphale et ses dépendances ; vessie extrê-
« mement distendue par l'urine. »

Qu'une femme ait succombé après l'accouchement et qu'on trouve
sur son cadavre les lésions décrites dans cette dernière observation,
personne n'hésitera à dire qu'elle a succombé à l'infection purulente ou bien à la fièvre puerpérale avec production de pus dans
les articulations.

GANGRÈNE DES NOUVEAU-NÉS.

La gangrène chez les nouveau-nés est une maladie mal connue ;
mais sait-on mieux la nature de la gangrène qui survient aux extrémités chez les nouvelles accouchées ?

Voici ce que dit Billard de la gangrène des nouveau-nés : « C'est
« ordinairement par les doigts ou les orteils que commence la gan-
« grène ; on la voit aussi se manifester aux jambes et aux bras ; la
« peau qui environne les ongles prend un aspect violacé, se tuméfie,
« puis se retire , se ride, ou se couvre de petites bulles qui contien-
« nent un liquide sanguinolent ; bientôt ce fluide s'écoule, une exco-
« riation livide remplace les bulles, et les téguments prennent un
« aspect brunâtre, emphysémateux, et répandent une odeur de gan-
« grène fort évidente. Pendant ce temps, l'enfant, presque immo-
« bile, impassible, respirant à peine, ne faisant entendre qu'un cri
« étouffé et plaintif, s'éteint graduellement, après avoir offert son
« ventre ballonné, les différentes parties de son corps œdémateuses,
« et des taches ou pétéchies scorbutiques sur le tronc et les mem-
« bres, »

Billard citant Underwood ajoute : « Cet auteur paraît avoir con-

« fondu cette *inflammation* gangréneuse avec l'érysipèle. Il a dit , à
« l'occasion de cette dernière maladie : « Nous avons observé des varia-
« tions assez remarquables; quelques enfants sont venus au monde,
« non-seulement avec des taches dures et presque livides sur quelques
« parties de leur corps, avec des excoriations ichoreuses sur l'abdo-
« men et les cuisses, mais encore avec des espaces assez considérables
« de la peau déjà mortifiés par la gangrène. Immédiatement après
« leur naissance, des enfants ont eu la crête du tibia couverte d'une
« large eschare gangréneuse, et d'autres plus petites se sont formées
« sur d'autres parties des jambes, sur les doigts et sur les orteils. »

Billard ne cite aucun fait, et nulle part il n'est question des mères
de ces enfants. Pour lui, cette gangrène résulte de la gêne de la circulation, et il conseille des applications de sangsues à l'anus.

Cette maladie semble avoir été perdue de vue; car on ne la
trouve pas mentionnée dans les traités modernes, ou, s'il en est
question, c'est à propos de l'érysipèle.

J'ai, pour mon compte, rarement observé cette maladie, mais elle
m'a paru être analogue à la gangrène des femmes en couches. Je ne
parle pas de ces gangrènes traumatiques du vagin , d'où résulte la
perforation des cloisons recto-vaginale ou vésico-vaginale ; mais
j'entends parler de ces gangrènes de tout un membre, si singulières
et tout à fait inexpliquées jusqu'ici. J'ai eu l'occasion de voir plusieurs de ces faits, et j'ai recueilli l'un d'eux avec soin. Trois jours
après l'accouchement, tout le membre inférieur droit se refroidit
chez une jeune femme, puis il survint du gonflement, des phlyctènes
se formèrent, et la gangrène la mieux caractérisée se montra; elle
avait pour limite le pli de l'aine. Je fis l'autopsie avec attention, et,
malgré mes recherches minutieuses, je ne trouvai aucune *lésion vasculaire* pouvant expliquer cette gangrène, qui est restée pour moi
inexpliquée.

OBSERVATION.

Enfant nouveau-né, gangrène de la main.
Symptômes de la fièvre puerpérale chez la mère.

La fille B..., âgée de dix-neuf ans, primipare, est entrée à la Maternité le 21 juillet 1853; elle est accouchée le 3 septembre, après un travail de dix heures, d'un enfant mâle pesant 3,100 grammes. L'accouchement n'a offert aucune circonstance digne d'être notée; l'enfant s'est présenté en première position du sommet.

Cet enfant est né dans les conditions ordinaires : il était assez fort et vivace; il fut nourri au sein, par sa mère, pendant huit jours. Au bout de ce temps, la mère, présentant quelques symptômes morbides, est transportée à l'infirmerie. L'enfant est dès lors confié à une nourrice, et allaité par elle assez régulièrement; cependant il s'affaiblit, pâlit, rejette les aliments sans cesser de téter avec avidité. On le ramène à l'infirmerie; il est alors âgé d'un mois environ. On remarque l'altération de ses traits, qui expriment la souffrance : il crie et s'agite; sa face est pâle, la main gauche est rouge et très-œdématiée. On ordonne des bains. Le lendemain, une teinte noire se montre à l'index et au pouce, on perçoit une odeur gangréneuse. Des mouchetures pratiquées sur ces parties, avec une lancette, donnent issue à des gouttelettes de sang noir fétide qui s'écoule hors du tissu cellulaire sous-cutané. La main est froide et complétement insensible; selles vertes, diarrhée. Cet enfant mourut le 30 septembre; on ne put en pratiquer l'autopsie.

La mère avait présenté un état adynamique remarquable : elle avait une fièvre continue avec sécheresse de la langue, fuliginosités des lèvres, diarrhée, teinte terreuse, stupeur. Nous avions cru d'abord à un cas de typhus; mais il n'y eut ni bronchite, ni taches rosées, ni tendance aux eschares, et enfin le vingt-huitième jour après son accouchement (vingtième de la maladie), un vaste érysipèle s'est déclaré à la face. La guérison a eu lieu.

Cette femme avait séjourné, deux mois avant d'accoucher, dans le foyer épidémique.

Il nous a semblé voir dans la maladie de la mère et dans celle de l'enfant la preuve d'une influence morbide commune; nous n'attacherions qu'une très-médiocre importance à cette observation si in-

complète, si des exemples cités par plusieurs auteurs ne montraient
que la gangrène n'est pas très-rare chez les enfants nouveau-nés.

Dans plusieurs observations de péritonite rapportées dans ce mémoire, on peut voir qu'il y avait des signes d'altération du sang,
de putridité, si je puis m'exprimer ainsi. Or, dans le même moment,
je voyais succomber des enfants très-peu de temps après la naissance, comme sidérés, avec tuméfaction du ventre, teinte jaune de
la peau, pétéchies, et, avant la mort, des stries violettes, une teinte
lie de vin, annonçaient une putréfaction anticipée. Je trouvais chez
ces enfants une suffusion séro-sanguine dans toutes les cavités séreuses et dans les bronches, et un ramollissement tel du cerveau,
que cet organe ressemblait à de la mie de pain trempée dans du vin.
Ces faits m'ont frappé, mais sont restés pour moi sans solution ; je
les constate avec le regret de n'être pas assez instruit pour pouvoir
en faire connaître le véritable caractère. Les mères de plusieurs de
ces enfants furent atteintes de la fièvre puerpérale.

L'observation suivante relate un des nombreux cas que j'ai consignés avec soin dans mes cahiers. Comment prouver qu'il y avait
altération du sang chez ces enfants? quel nom donner à leur maladie?
C'est un problème que je ne résous point ; mais il vaut mieux ne pas
désigner cette maladie, que de faire comme les auteurs classiques,
qui omettent un si grand nombre de maladies des nouveau-nés qu'ils
ignorent, ou bien, ce qui est pis, qui les rangent dans des classes
où elles ne doivent pas rentrer.

OBSERVATION.

Le 6 octobre 1853, à dix heures du matin, je fus appelé auprès d'un enfant
nouveau-né qui se mourait (à la Maternité). Lorsque j'arrivai, l'enfant était mort ;
je fus très-étonné de l'aspect qu'il présentait. Son corps, principalement aux
membres, était d'une teinte rouge sombre, presque noire ; ses ongles étaient
noirs, sa face violette ; son ventre était ballonné ; en un mot, le cadavre de cet
enfant ressemblait à ceux des gens asphyxiés ou empoisonnés. On m'apprit que
cet enfant avait été confié la veille à une nourrice ; la nourrice, interrogée, me

répondit que l'enfant lui avait été donné le 5 au soir, qu'il avait refusé le sein, et que le 6 au matin, le voyant engourdi et mourant, elle l'avait reporté au dortoir, près de sa mère. La coloration insolite de la peau n'avait été remarquée que le matin. D'autre part, j'appris que cet enfant avait vomi la veille plusieurs fois ; sa mère l'avait mis au sein, mais il *n'avait jamais tété* ; on lui avait introduit du lait coupé dans la bouche avec une cuiller. Né le 2 octobre, à huit heures du matin, il avait vécu quatre jours.

J'avais déjà vu des faits analogues ; je me transportai auprès de la mère, jeune fille primipare, âgée de vingt ans, que je trouvai dans l'état suivant : face colorée, peau chaude et humide, 100 pulsations, un peu d'agitation, quelques douleurs de ventre ; ses seins étaient encore durs (la sécrétion laiteuse s'était établie). Le lendemain, cette femme fut transportée à notre infirmerie : elle avait eu des frissons pendant la nuit, elle avait vomi ; son ventre s'était météorisé, etc. Elle présentait le 7, à huit heures du matin, les signes d'une péritonite puerpérale foudroyante : altération des traits, ballonnement du ventre, vomissements bilieux, dyspnée, 140 pulsations, refroidissement, etc. Elle mourut le 10. Son accouchement avait été naturel ; le travail avait duré dix-sept heures et demie. L'enfant, né au terme de neuf mois, pesant 3,000 grammes, paraissait viable ; il était bien conformé. La mère et l'enfant, visités deux fois par jour par la sage-femme, n'avaient (dit-on) présenté aucun symptôme alarmant jusqu'au quatrième jour. Une intoxication commune à la mère et à l'enfant était probable.

Autopsie de l'enfant, vingt-huit heures après la mort, par un temps froid et pluvieux.

La couleur vineuse noirâtre des tissus est plus marquée encore que la veille ; les membres sont souples ainsi que le tronc ; le ventre est un peu tuméfié ; il n'y a pas de putréfaction, il n'y a ni œdème ni sclérème. — Tête. Les muscles crotaphytes sont infiltrés de sang ; la grande cavité de l'arachnoïde est vide ; les sinus de la dure-mère sont tendus par du sang noir épais, coagulé, poisseux ; il en est de même des veines qui rampent à la surface du cerveau. Le cerveau est ramolli (cadavériquement), il est piqueté et d'une teinte vineuse ; les ventricules contiennent une sérosité rouge assez abondante ; il n'y a ni méningite ni apoplexie. — *Cavité thoracique.* Du sang liquide clair est épanché en petite quantité dans les cavités pleurales ; il n'y a pas de pleurésie ; les *poumons sont aérés*, crépitants, légers, d'une teinte plus foncée que de coutume ; les bronches contiennent un mucus assez abondant mêlé de sang ; il n'y a, ni dans la trachée, ni dans le larynx, ni dans la bouche ou les narines, de mousse bronchique. Le péricarde contient du sang liquide clair ; le cœur est très-volumineux, il est rempli de sang noir coagulé dans le ventricule droit et les deux oreillettes, et contient du sang noir liquide dans le ventricule gauche ; le canal artériel n'offre pas de modifications, non plus que le trou de Botal. — *Cavité abdominale.* Environ 10 grammes de sang liquide clair sont contenus dans la cavité péritonéale : on n'y trouve ni pus ni fausses membranes ; le péritoine est teint en rouge par ce sang ; un peu de tympanite intestinale ; l'estomac, petit, contient du mucus verdâtre ; les intestins sont à peu près vides ; on trouve un peu de méconium dans le cœcum ; les reins sont sains ; la rate a 0,06 de long, 0,025 de large, 0,015 d'épaisseur : rien d'anormal dans son tissu ; le foie est congestionné : rien du reste ; un peu de sang liquide dans la veine ombilicale, un petit caillot rouge cylindrique non adhérent dans le canal veineux, lequel est encore très-perméable, quoique rétréci.

Le cordon ombilical n'est pas détaché ; les deux artères offrent une oblitération par caillot cylindrique rouge, type en massue, lequel descend jusqu'au tiers inférieur des artères ; cependant les artères sont molles et livides dans leur tiers inférieur, et le caillot est peu adhérent ; la veine est normale, obturée tout à fait en haut par un petit caillot élastique.

Il m'est arrivé plusieurs fois de trouver, sur de petits cadavres, des pétéchies à la peau et des *phlyctènes du foie*, contenant du sang liquide ; en même temps, il y avait les altérations décrites dans cette observation. Il m'importait de savoir si des faits de même nature avaient frappé les observateurs : je n'ai trouvé que dans Billard, commenté par Ollivier (d'Angers), une indication de ces faits. Au chapitre *Altération du sang*, p. 677, Billard dit : « J'ai trouvé le ca-« davre de trois enfants mort-nés dans un état de décomposition « générale que je ne sais à quelle cause attribuer, et sur lesquels « j'ai cru voir une altération du sang bien caractérisée. »

Ollivier (d'Angers) ajoute ce qui suit dans une note :

« Dans ces trois cas, on n'a pu connaître l'état dans lequel la mère « elle-même pouvait être au moment de l'accouchement. Nul doute « que la santé de la mère n'influe directement sur celle de l'enfant ; « mille exemples l'ont démontré depuis longtemps, et dans le cas « dont il s'agit, il est possible qu'il y ait eu quelque coïncidence « analogue. »

OBSERVATION.

Enfant nouveau-né; pleurésie double, abcès du poumon.
La mère est atteinte de péritonite.

La femme R... V..., primipare, âgée de trente-quatre ans, est entrée, le 12 août 1853, à la Maternité, et y est accouchée, le 7 septembre, après un travail régulier de dix-neuf heures, d'un enfant mâle vivant, du poids de 3,500 grammes, lequel présentait le sommet en première position.

L'enfant a toujours mal respiré. Dès sa naissance il paraissait comateux. Dès le deuxième jour sa face était pâle et immobile, son cri faible; une écume blanche sortait par les coins de sa bouche; il refusait le sein, à peine put-on lui faire avaler, avec une cuiller, quelques gouttes de lait. Le troisième jour seulement il nous fut présenté; nous le trouvâmes pâle, presque inanimé; son cri était faible et sa bouche mousseuse; il n'avait pas vomi; il urinait peu; ses garde-robes étaient normales. La tête n'offrait pas de déformation notable; les pariétaux chevauchaient sans exagération. L'état général étant très-grave, et le pronostic n'étant pas douteux, nous fûmes dispensé de porter un diagnostic précis. Cependant nous pensions (à tort sans doute) que cet enfant se trouvait sous l'influence d'un état morbide cérébral. Il mourut quatre heures après, le 9 septembre, à deux heures et demie du soir; il avait vécu deux jours. Ce même jour, la mère présenta les premiers symptômes de la péritonite: frisson, tension et douleur vive du ventre à la pression, vomissement; des sangsues furent appliquées, et le lendemain les symptômes de la maladie se confirmèrent. Cette femme a quitté l'hôpital, et a été soustraite à notre observation.

Autopsie de l'enfant, vingt-quatre heures après la mort.

Enfant fort, bien conformé. La face a une expression de souffrance; les membres sont roides, les mains sont fermées; il y a un peu d'ictère; le ventre est extrêmement volumineux (tympanite).

Ouverture. Les intestins sont tendus par des gaz; ils ne sont pas congestionnés. La cavité péritonéale ne contient pas de liquide; pas de péritonite. Les intestins sont presque vides, et ne contiennent que des gaz. Un peu de matière jaune se trouve dans le gros intestin; il n'y a plus de méconium; l'estomac, également distendu par des gaz, contient un peu de lait caillé; le foie est très-congestionné; la rate a 0,04 de longueur, elle est rose, saine; les reins sont sains.

Le crâne n'offre rien d'anormal; le cerveau est blanc, solide, et ne présente aucune lésion; les méninges sont saines.

Cavité thoracique. Un vaste épanchement existe dans la cavité pleurale du côté droit. Cet épanchement consiste en 12 ou 15 grammes de sérosité purulente ; en outre, de fausses membranes sont étalées sur les parois ; le sommet du poumon droit présente une lésion semblable à l'hépatisation rouge ; si l'on pratique des coupes dans ce tissu, on voit que du pus est infiltré dans plusieurs lobules. Dans la plèvre gauche on trouve un léger épanchement séro-purulent, et des fausses membranes étalées sur le poumon.

Le cœur est à peu près vide et n'offre rien d'anormal ; le thymus est sain.

Le cordon ombilical desséché est très-adhérent. On trouve des caillots fibrineux cylindriques bien formés dans l'une et l'autre artère ombilicale, jusqu'à la moitié de leur longueur ; un petit caillot se voit à l'extrémité de la veine ombilicale, près de l'anneau. Il n'y a donc nulle lésion du système ombilical.

Nous voyons, dans cette observation, une femme atteinte de péritonite, tandis que son enfant succombe à un double épanchement dans les plèvres avec suppuration du poumon. Si une femme, à la suite de l'accouchement, avait succombé à un épanchement thoracique double avec abcès du poumon, on n'eût pas manqué de voir là des accidents puerpéraux.

MÉNINGITE.

J'ai rapporté plusieurs cas de péritonite avec méningite chez des enfants nouveau-nés. Or, de même que la péritonite peut exister sans méningite, la méningite peut exister sans péritonite, et on n'en doit point conclure pour cela que le génie morbide soit différent. Lorsqu'une femme est prise de frissons violents, de fièvre et de délire, vingt-quatre heures après l'accouchement, on craint une fièvre puerpérale, mais on ignore encore où sera la lésion ; et si, au lieu d'une péritonite, c'est une méningite qui se déclare, on n'en prononcera pas moins le nom de fièvre puerpérale. Il en est de même pour les enfants nouveau-nés. J'ai pu observer sept ou huit fois la méningite chez des nouveau-nés en 1853, soit seule, soit accompagnant la péritonite. Plusieurs fois la mère de ces enfants s'est trouvée elle-même atteinte de fièvre puerpérale ; tantôt, chez les enfants, j'ai trouvé des lésions du système ombilical, tantôt je n'y ai trouvé aucune lésion.

1er *exemple.* — La femme D..., primipare, âgée de vingt et un ans, est entrée, le 9 mars 1853, à la Maternité ; elle y est accouchée, le 11 mars, après un travail de douze heures, d'un enfant mâle, pesant 3,250 gram. (présentation des fesses en première position).

La mère n'a point été malade, et a quitté l'hospice le 19 mars.

L'enfant a d'abord tété, puis il est devenu indifférent au sein, et est tombé dans une sorte de *torpeur.* Ce n'est que le huitième jour que des convulsions se sont produites sous forme de mouvements très-rapides ; elles ont duré environ quinze à seize heures avec des intervalles de repos comateux, et l'enfant a succombé ; il était très-pâle, un peu amaigri, ses membres étaient légèrement infiltrés? On n'a fait aucun traitement. Ces renseignements m'ont été fournis ultérieurement ; or voici ce que l'autopsie m'avait démontré vingt-quatre heures après la mort.

Autopsie. Cet enfant est fort, il paraît né à terme, il est contracturé ; ses membres sont roides dans la flexion. Les paupières sont fermées et les sourcils portés en haut. En un mot, *il semble que cet enfant ait eu des convulsions,* cela résulte de la roideur et de la posture insolite des membres ainsi que de l'aspect de la face.

Nul'e lésion à la peau ni dans les cavités thoracique et abdominale, etc.

Centres nerveux. Méningite générale (cérébro-spinale) ; altération de la pulpe cérébrale. Il y a une méningite générale, caractérisée par de gros flocons albumineux et par du pus verdâtre en grande quantité déposé sous l'arachnoïde cérébrale. Ce n'est pas seulement à la partie convexe des hémisphères cérébraux, mais c'est encore à la base et entre les scissures de Sylvius, sur et sous le cervelet, qu'on trouve ce pus verdâtre en abondance ; en outre, il y a, en avant surtout, un épanchement séreux, jaunâtre, abondant. Enfin la grande cavité de l'arachnoïde contient elle-même du pus et des fausses membranes adhérentes à l'arachnoïde pariétale ; ayant incisé le canal rachidien, nous voyons que dans toute son étendue, existe une méningite qui a pour caractères un épanchement séro-purulent verdâtre sous l'arachnoïde viscérale ; la substance nerveuse de la moelle nous a paru saine. Quant à la pulpe cérébrale, elle présente en un point une altération à nous inconnue ; toute la partie postérieure de l'hémisphère gauche, en y comprenant le ventricule latéral, est d'un rouge vineux et comme désorganisée ; le tissu est presque diffluent. Ailleurs le cerveau est ferme et paraît sain, etc.

L'ombilic ne présente aucune trace de phlegmasie.

Le cordon ombilical, sec et noir, n'adhère plus au corps de l'enfant que par un filament très-grêle.

La veine ombilicale est tout à fait saine.

Les deux artères sont oblitérées par un caillot rouge, dense, adhérent, etc. ; nulle lésion.

2e exemple. — Le 14 novembre 1853, je vis à la salle d'accouchements un enfant qui avait été apporté là pour être soumis à l'examen de la sage-femme en chef. Il était pâle et immobile; il avait un strabisme convergent; ses paupières étaient ouvertes. Son immobilité, sa pâleur, me firent croire d'abord qu'il était mort; mais, ayant appliqué un stéthoscope sur sa poitrine, je le vis se remuer brusquement et faire une grande inspiration; cependant il ne tarda pas à mourir.

On me dit que cet enfant avait eu des convulsions générales; il me fut assez difficile de savoir si ces convulsions avaient été toniques ou cloniques. Le strabisme était permanent.

La mère de cet enfant (femme L...) était âgée de trente-cinq ans, et avait eu précédemment six enfants; elle était entrée à la Maternité le 7 novembre, et y était accouchée le même jour naturellement. L'enfant avait présenté le sommet en première position; il avait été allaité par sa mère; mais, dans la nuit du 13 au 14 novembre, il avait refusé le sein et avait eu des convulsions. Le lendemain, on l'avait soustrait à sa mère, laquelle ne devint pas malade; on avait remarqué qu'il restait dans un état de coma habituel, avec strabisme de l'œil gauche. A de rares intervalles, il eut des secousses convulsives.

Il mourut le 14, à midi.

Autopsie le 15 novembre.

On ne remarque aucune lésion à la peau.

La tête est inclinée à gauche; la jambe gauche est plus rétractée que la droite, et les orteils de ce côté sont plus fortement fléchis que de l'autre côté; les membres sont roides; les pouces sont pris par les autres doigts; la face est grimaçante, la bouche fermée, les paupières closes. L'aspect du cadavre ne nous trompe pas sur la nature de la maladie.

Il y a une teinte jaune générale assez prononcée.

Nous ouvrons le crâne, avec la certitude de trouver une lésion des enveloppes de l'encéphale. Le cuir chevelu et le tissu cellulaire sous-aponévrotique n'offrent rien de particulier à considérer. Le crâne, bien conformé, ayant des proportions régulières, nous offre une fontanelle antérieure de dimensions ordinaires, des espaces interosseux normaux. Le péricrâne est taché en arrière des deux pariétaux, et ecchymosé, mais sans décollement.

Cavité crânienne. La voûte du crâne étant enlevée, nous voyons les altérations propres à la méningite. L'hémisphère *droit* présente des altérations plus évidentes, à tel point que, au premier abord, l'attention se porte tout entière sur cette seule partie du cerveau. En effet, on y remarque une teinte ecchymotique noirâtre générale et un épanchement de pus sous l'arachnoïde ; la surface extérieure est humide et poisseuse et adhère légèrement à la voûte, c'est-à-dire à la séreuse de la fosse pariétale droite. Cet état anatomique se voit non-seulement sur toute la partie supérieure de cet hémisphère, mais encore à la base. Si l'on enlève l'arachnoïde, on trouve de la sérosité purulente et des veines remplies par des caillots noirs, qui les tendent et en augmentent le volume ; il nous semble, autant que le permet une dissection rapide, reconnaître les signes d'une phlébite. En effet, sauf en un point, nulle part on ne trouve les veines dans cet état (c'est-à-dire dures, gorgées de sang noir coagulé, etc.). D'ailleurs comment les veines échapperaient-elles à l'influence commune, au milieu des désordres que nous allons noter? La pie-mère adhère au cerveau, et, dans l'épaisseur d'à peu près 1 ou 2 millimètres, la substance nerveuse est ramollie, réduite en une sorte de bouillie rougeâtre. L'hémisphère gauche se présente avec les apparences normales à sa partie supérieure ; mais, si l'on examine la partie externe, on y trouve un épanchement séro-purulent sous-arachnoïdien, et, dans la scissure de Sylvius, plusieurs petites veines tendues, dures, et contenant des caillots. A la base, dans les espaces sous-arachnoïdiens, on trouve un épanchement séro-purulent ; partout la séreuse a perdu sa transparence. Les ventricules contiennent un peu de sérosité louche ; la membrane ventriculaire a une teinte grisâtre ; la lésion cérébrale superficielle signalée à droite n'existe pas à gauche, où l'on décolle assez facilement la pie-mère. Le cervelet est, comme le cerveau, recouvert par un épanchement sous-arachnoïdien séro-purulent, en sorte que, on le voit, la méningite est générale, quoique plus marquée à droite.

Cette altération des méninges s'étend au bulbe rachidien, et, quand nous coupons la moelle allongée, il s'écoule du canal rachidien une quantité notable de liquide séro-purulent trouble, etc.

Le canal rachidien étant ouvert, nous trouvons ce même liquide s'infiltrant dans les enveloppes de la moelle, et contenu en grande quantité sous la séreuse viscérale jusqu'en bas, mais sans phlébite apparente, sans altération évidente de la moelle elle-même, sans fausses membranes, sans épanchements sanguins, en sorte que nous penchons à croire que la moelle et ses enveloppes n'ont joué qu'un rôle passif dans cet épanchement venu d'en haut, qu'elles l'ont contenu, mais non produit ; c'est ce qui doit arriver dans toute méningite générale avec épanchement séro-purulent, à cause de la communication de l'espace sous-arachnoïdien médullaire avec les espaces sous-arachnoïdiens cérébraux. On ne trouve rien d'anormal dans le sinus de la dure-mère.

Réflexions.

Nous voyons ici une méningite générale, mais plus développée et intéressant le cerveau du côté droit. Cette méningite s'étend à toutes les enveloppes de l'hémisphère droit ; fausses membranes, pus, phlébite, cérébrite, tout s'y trouve réuni. A gauche, on trouve la méningite sans complication seulement en dehors, vers la scissure de Sylvius. Quant à l'épanchement, nous devons dire que nous avons toujours vu dans les méningites, à cet âge, l'*épanchement* être général ; il n'y a à proprement parler que des épanchements cérébro-spinaux. Est-il juste de dire méningite cérébro-*spinale ?* C'est ce que l'on peut discuter, pour les raisons exposées plus haut.

Nous avions remarqué une *contracture* manifeste du côté gauche du cadavre, en même temps que l'œil gauche était dévié, et le coin gauche de la bouche relevé...

Nulle lésion dans la poitrine ni dans l'abdomen, etc.

Système ombilical. En coupant le ligament suspenseur du foie, on trouve du pus dans la veine ombilicale. Cette veine est remplie par une matière puriforme épaisse qui adhère mollement aux parois. La branche gauche de la veine porte qui lui fait suite est remplie de cette même matière blanchâtre, qui pénètre dans les ramifications de cette veine, dans le lobe gauche du foie. La membrane interne de la veine est pâle, grisâtre. Le canal veineux est fermé. La veine porte droite, à partir du lobule de Spigel, est saine et n'est pas tachée de pus ; sa couleur est brune, ses ramifications n'offrent aucune lésion. Nulle lésion dans les veines sus-hépatiques. En remontant dans la veine ombilicale vers l'ombilic, nous la trouvons gorgée de pus crémeux ; à son extrémité, elle est froncée et presque fermée ; pas de caillots. La cupule ombilicale est nette, non suppurée ; on n'y voit, ni au dedans ni au dehors, aucune trace de phlegmasie ; pas d'érysipèle sur l'abdomen, où se voit le double cercle ombilical affaissé, sans débris de cordon, etc. Il n'y a nulle lésion du péritoine aux environs de la veine.

Les deux artères adhérentes encore au cercle fibreux ombilical contiennent des caillots denses, rouges, fibrineux, descendant jusqu'en bas et tout à fait normaux, etc.

Nous avons dit que nous avions plusieurs fois rencontré, sur le même enfant, méningite et péritonite, et que la mère succombait quelquefois en même temps à la fièvre puerpérale (voir nos observations).

On lit dans Billard, p. 631 : «Les méninges du rachis peuvent «partager l'inflammation de toutes les membranes séreuses ; j'ai «trouvé une fois, chez un enfant mort trois jours après sa naissance, «une péritonite, une pleurésie, et une méningite rachidienne.»

Ce fait, rapporté par Billard, rentre complétement dans la catégorie de ceux que nous signalons. Ainsi l'on trouve épars, et comme perdus çà et là dans les auteurs, des faits qui doivent être groupés et réunis dans un même cadre : péritonite, méningite, pleurésie ; abcès des poumons, des muscles ; pus dans les vaisseaux ombilicaux et dans les articulations ; érysipèles, gangrènes. Ce sont là justement les lésions signalées chez les femmes qui succombent à la fièvre puerpérale.